中医养生速查宝典

胃肠病餐谱看这本就够了

王永志 编著

中国科学技术出版社
·北 京·

图书在版编目（CIP）数据

胃肠病餐谱看这本就够了 / 王永志编著. -- 北京：中国科学技术出版社，2025. 6. -- ISBN 978-7-5236-1442-6

Ⅰ. R247.1；TS972.161

中国国家版本馆 CIP 数据核字第 2025ZH2333 号

策划编辑 韩 翔 于 雷
责任编辑 韩 翔
装帧设计 翰墨漫童
责任印制 徐 飞

出　　版 中国科学技术出版社
发　　行 中国科学技术出版社有限公司
地　　址 北京市海淀区中关村南大街 16 号
邮　　编 100081
发行电话 010-62173865
传　　真 010-62179148
网　　址 http://www.cspbooks.com.cn

开　　本 880mm × 1230mm 1/64
字　　数 77 千字
印　　张 2.5
版　　次 2025 年 6 月第 1 版
印　　次 2025 年 6 月第 1 次印刷
印　　刷 鸿鹄（唐山）印务有限公司
书　　号 ISBN 978-7-5236-1442-6
定　　价 25.00 元

内容提要

《胃肠病餐谱看这本就够了》是一本专为胃肠病患者设计的饮食指南，内容全面而实用。全书共两章，首先为读者提供了关于胃肠病的基础医学知识，包括疾病的成因、症状以及日常预防和护理的要点；然后深入探讨了各类胃肠病的饮食调理方法，涵盖了反胃、呕吐、呃逆、消化不良、食欲不振、噎膈、腹泻、腹胀、胃痛、便秘、便血、痢疾、痔疮、胃炎、溃疡、胃下垂、肠炎、胃癌、肠癌等多种常见胃肠病症。书中不仅提供了丰富的饮食调理方案，还强调了合理饮食在胃肠病治疗和康复中的重要性，旨在帮助患者通过调整饮食习惯来改善病情，提高生活质量。

目录 CONTENTS

第一章 胃肠知识大讲堂

第二章 胃肠病怎么吃、怎么养

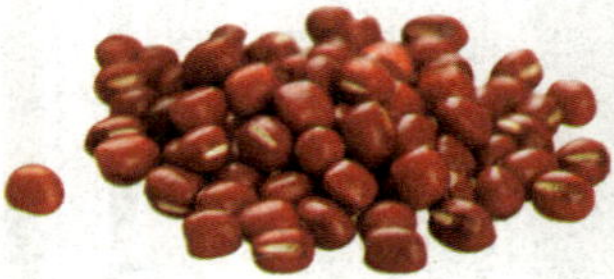

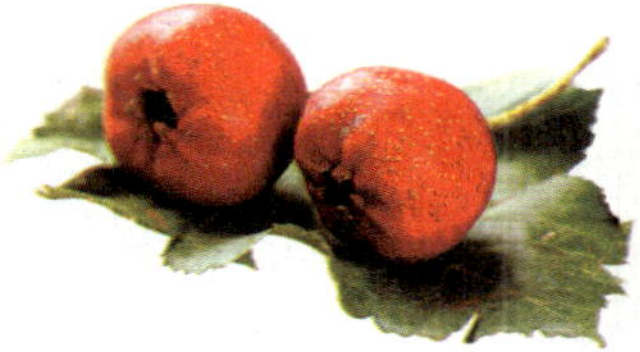

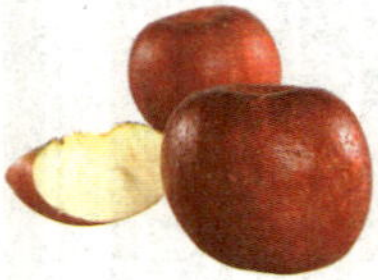

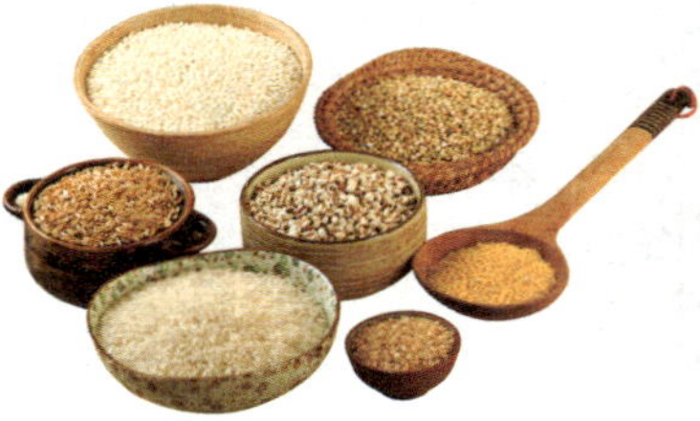

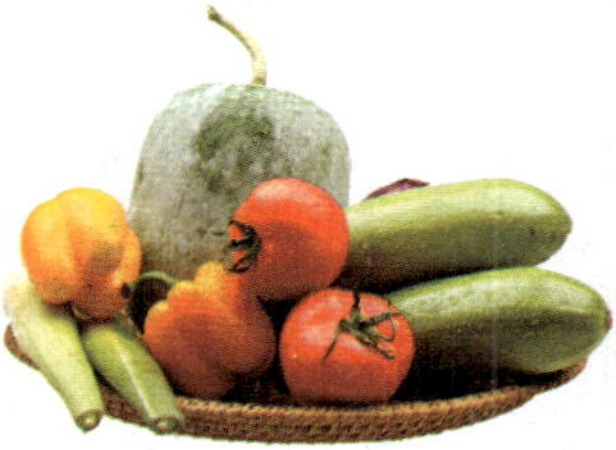

编者公告

本书旨在为广大读者提供健康饮食的指导，并非医疗手册。本书所提供的信息是帮助读者养成科学、健康的饮食习惯，而不是代替医生开治疗处方。如果您怀疑自己身患疾病，建议您及时到医院接受必要的治疗。

第一章 胃肠知识大讲堂

- 消化系统分解图示
- 胃肠自诊
- 了解胃肠病
- 养护胃肠的8大饮食原则
- 养护胃肠在饮食方面的8大误区

……

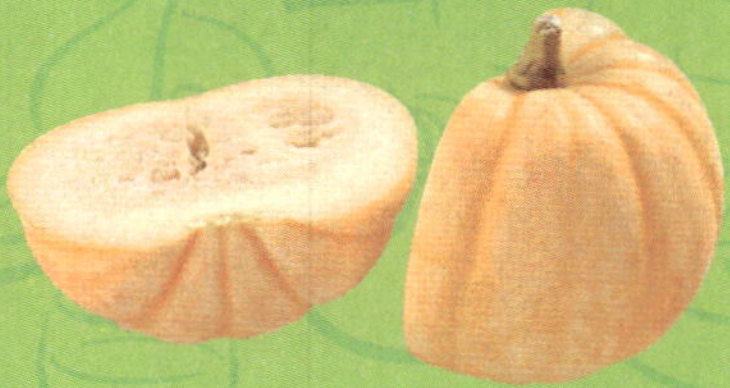

消化系统分解图示

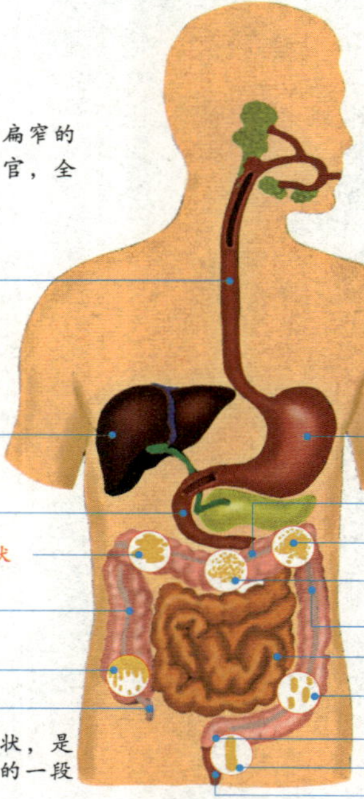
食道
食道是前后扁窄的肌性管状器官，全长约25厘米。
胃
胃是消化系统各部中最膨大的部分，上连食道，下续十二指肠。
肝
十二指肠
粪便半流动状
升结肠
粪便液状
阑尾
阑尾呈细长状，是附属于盲肠的一段肠管。
横结肠
粪便半糊状
粪便糊状
降结肠
回肠
粪便固态化
直肠
硬便
肛管

食道——运输食物

食道是一条由肌肉组成的通道，连接咽喉到胃。食道中充满黏液腺，可以滋润食物，推动食物进入胃部。

胃——储备食物

胃的样子像极了一个大口袋，里面装得最多的就是经过口腔粗加工后的食物，然后搅拌，再加上消化酶的作用，把食物变成粥状，然后再分批输送给肠道，再由肠道吸收，分送给五脏六腑。所以，胃可以说是五脏六腑的粮仓，是仓廪之官。

俗语说，“能吃是福”。但一个人如果不加节制的胡吃海喝，损伤到脾胃，就会导致胃气受损，出现食欲不振、乏力、嗜睡等症状。如果病久发展到不能进食的地步，则为胃气衰败，即气血生化之源已绝，如《黄帝内经》上所说“有胃气则生，无胃气则死”的意思。

所以，从养生角度讲，一定要养成健康的饮食习惯，不要饥饱无常、暴饮暴食，规律饮食，这样不会伤及脾胃，才能百病不侵、益寿延年。

小肠——消化吸收食物

成人小肠全长6~7米，是消化管中最长的一段，包括十二指肠、空肠和回肠。小肠虽然不能像胃那样同时容纳大量食物，但是却分批有序地消化吸收食物，所以，小肠是消化、吸收的主要器官。

小肠的主要功能是对经过胃初步消化后传递进来的食物进行进一步的充分消化。《素问·灵兰秘典论》说："小肠者，受盛之官，化物出焉。"受盛即接受、贮盛；化物即消化。

小肠这个消化、分解和吸收的过程就是人体得到养分和能量的过程。因此，小肠是当之无愧的"食品加工厂"。

大肠——食物消化终端

大肠在外形上与小肠有明显不同。成人大肠全长1.5～1.8米，口径较粗，肠壁较薄，为消化道的下段。全程似方框，围绕在小肠周围。

大肠并无消化功能，其主要功能如下。

◎**吸收水分**　将小肠处理过的食物残渣中的水分等可以吸收的所有营养物质全部吸收。这个功能即"大肠主津"的意思，大肠吸收水液，参与体内的水液代谢，也是大肠的燥化作用。

◎**排出残渣**　对食物残渣吸收之后，将其形成粪便，并通过肠道运动将其排出。所以，大肠是粪便的储存器和排泄器官。

消化系统中的组成部分协调运作，才能达到消化的目的，这几者缺一不可，看似简单的循行，一旦有一部分出现问题，那么整个消化系统就会出现“故障”，因此，在日常养生中要做到兼备，不可忽视掉任何一个地方。

小肠与大肠的免疫功能

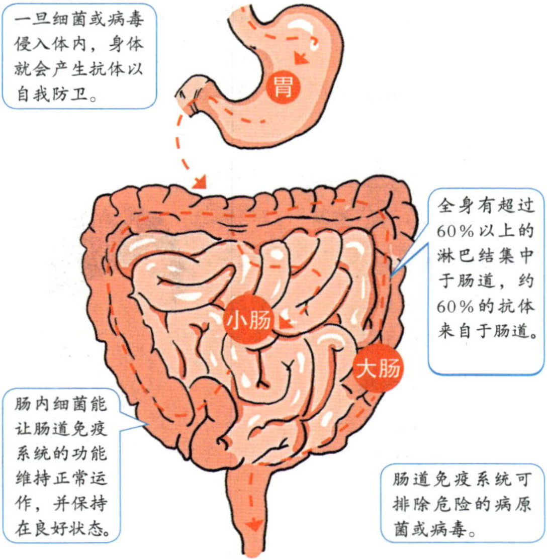

察颜观色

◎**面色**　正常人的“常色”是微黄，稍有红润和光泽。如果灰黄就说明脾胃虚弱、消化不良。

◎**耳朵**　脾胃虚弱还会影响到肾，而肾开窍于耳，所以耳鸣、耳聋等也与脾胃间接相关。

◎**口唇**　“脾开窍于口”，如果脾胃不好，口唇的颜色、湿润度就会受影响。所以口唇淡白或淡黄，干燥裂口，都暗示脾胃不和。如果上嘴唇无端肿胀，则可能是胃痉挛的征兆。

◎**鼻子**　脾胃的经脉与鼻子相连，且鼻头是脾脏的反射区，鼻头两侧鼻翼是胃的反射区。如果脾胃不好，就会在这些部位有所反应。鼻子出血，流鼻涕，鼻腔干燥，嗅觉失灵等，都提示脾胃虚弱。而鼻翼有红血丝，多可能是胃热，甚至是胃炎；如果发青，则是胃寒。如果腹痛，且鼻头

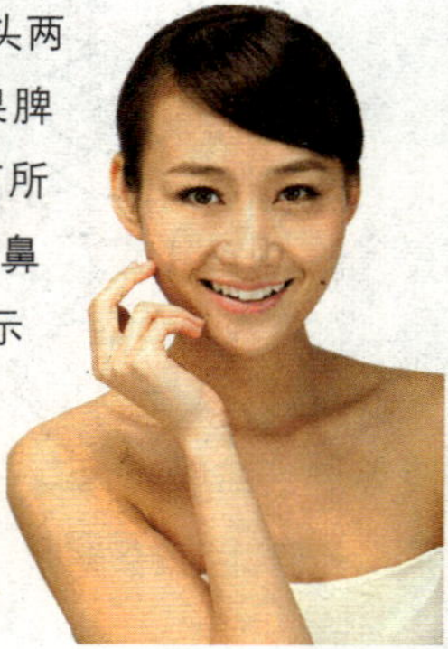

呈青色，就说明脾胃功能失调。

◎**眼睛**　脾胃不好，会影响到肝，肝主目，所以眼睛红肿、视物不清等，也和脾胃有很大关系；另外，下眼眶是胃经循行的起点，脾胃两经是气血充沛的经络，如果出现了黑眼圈或者眼袋，就提示脾胃血气浑浊。

探口舌

中医学认为，脾其华在唇，开窍于口。口腔是消化道的最上端。所以口气的正常与否，取决于脾胃功能的正常与否。如果脾胃消化功能失调，就会口臭，牙龈也会肿痛。睡觉时流口水也是脾胃不和的一种反应。

舌苔有“中医的胃镜”之称，舌苔由胃气所生，所以可从舌苔的颜色、厚薄度等来一窥人体的健康情况。

如果舌头胖大，舌苔上有齿痕，则说明脾胃运化功能不足；如果舌苔上有黄白色垢物，且不容易刮掉，口中还有酸臭味，这说明消化功能差，也是常说的积食，所以要消食化积了。

如果舌苔白厚，就说明脾虚寒湿、气虚血虚；如果舌苔黄，就说明脾胃有实热；如果舌苔发黑或灰黑，就要立即就医，以免延误病情。

细观手部

◎**手形** 如果手掌坚硬，无弹性，且色泽晦暗，就说明脾胃失和，消化功能不良，新陈代谢能力变差。

◎**指甲** 指甲上有凹沟，说明胃肠消化功能不全，多见于肠道寄生虫病。指甲上的半月痕是阴阳经脉的界线，也是人体精气的代表，所以有“健康圈”之称。当半月痕面积不到指甲面的1/5时，或者呈灰色，或者消失不见，就说明消化吸收功能欠佳，要尽快补充营养，调养脾胃。

◎**手汗** 如果不分季节和时间手汗多，多为脾胃热，需要清胃泄热了。

◎**手温** 如果手温四季不暖，并伴有胃部不适等症状，就提示消化吸收能力较差。

粪便中的学问

◎**排便习惯** 正常人每天排便的次数是1～2次，两三天排便一次也属正常，只要排便无困难即可。但是如果一天排便在三次之上或者三四天才排便一次就要注意了，很可能是腹泻、急性肠炎、便秘等。

◎**看形状** 正常的大便应是圆柱形或者条状。如果大便干硬，则是食物残渣在大肠内滞留过久，或是胃肠道积热（大便被吸干了水分所致），多为便秘的症状；如果大便水样，则是肠道蠕动快，没有吸收食物残渣的水分所致，多是急性肠胃炎或者食物中毒性腹泻的症状；如果是糊状，并伴有未消化的食物，则是消化不良症等；如果稀便有红色，则可能是大肠黏膜出血；如果红色稀便中有很多黏液，则可能是大肠黏膜有了炎症或是痢疾或寄生虫病的征兆；如果大便变扁或变细，且便感、便质发生改变，则很可能提示直肠溃疡了。

◎**看颜色**　正常人的大便颜色呈黄褐色，如果吃了蔬菜，就会变绿色；如果吃了动物血、肝脏等，会变黑色。如果非食物原因致使大便异色，则可能是某种疾病的征兆，比如黑色大便，可能是胃及十二指肠溃疡病、胃窦炎等的征兆；如果大便深绿色，可能是细菌引起肠炎所致；如果大便有血，提示肠气、脾气运行不佳，可能与肛裂、痔疮、急性肠炎等有关，也可能是早期大肠癌。这时要去医院做各种检查，以防患于未然。

◎**闻气味**　如果大便难闻得连自己都不堪忍受，比如有刺鼻的酸味或者烧焦味，则说明消化不良；如果是腥味，则说明消化系统可能出血了。

睡眠影响脾胃

《黄帝内经》说到“胃不和则卧不安”，即吃得不合理，就会使胃肠功能失调，从而影响到睡眠。所以，失眠者可以从调节脾胃入手，以改善睡眠质量。

了解胃肠病

俗语说，“十人九胃。”现代人生活紧张、压力大，很多人都有程度不一的胃肠疾病。

据统计，我国目前已经有近3亿胃肠病患者，每年都有30多万患者因此病而离世，且每年的胃肠病新发病例高达百万，它已经成为仅次于感冒的第二大常见病、高发病。

如果胃肠不好，没有及时调理、治疗，不仅人体免疫力会急速下降，还会有严重的并发症，比如肝胆疾病、心脑血管疾病、糖尿病等，甚至胃肠黏膜糜烂、穿孔，直至引发癌变。我们大多数人都难逃胃肠病的折磨，且胃肠病有反复发作的特点，所以我们有必要近距离认识胃肠病，以让我们的身体随时都保持健康。

关于胃肠病

胃肠病属于慢性消化系统疾病，是胃疾病、肠疾病的统称，是多种致病因素致使胃肠正常蠕动功能、消化吸收功能、消化液的分泌和调节功能失调，从而导致一系列胃肠病理变化，主要症状有反酸、食欲不振、腹痛、腹泻等。

引发胃肠病的7大病因

❶生理功能　胃肠正常蠕动功能，是容纳食物、搅拌食物、消化食物和运输食物的过程。如果此基本功能受阻，就会使食物滞留在胃中，无法进入肠道，所以必然会出现消化不良等胃肠道症状；另外，胃肠道里每天都有大量食物经过，很容易被细菌、病毒、寄生虫等感染而致胃肠病。常见的细菌有幽门螺杆菌、大肠杆菌等。在下一节将详细介绍胃肠病的元凶——幽门螺杆菌。

❷精神因素　《黄帝内经》说“思伤脾”，很多人心情不好，食欲就会下降，茶饭不思；很多人情绪恶劣，就会发脾气，进而影响胃肠的功能。大量临床胃肠病病因调查显示，胃肠病患者多有精神紧张、压力过大、劳累过度、焦虑、失眠、恐惧等精神症状。情志不畅，会影响脾胃升降功能，从而伤及脾胃，最终导致胃肠病。所以，人应当保持一颗稳定、乐观的平常心，为人大度、和善，不较真，这样既不会影响脾胃的正常运化功能，也能祛病延年，可以说精神因素是保养脾胃的免费良药。

❸饮食因素　胃肠病可说是与“吃”最为密切相关。生冷、过热、粗糙、辛辣或者肥腻的食物都会刺激胃

肠黏膜，且不容易消化。所以，胃肠病患者饮食以温软淡素、好消化为宜，并且要做到细嚼慢咽。

❹生活方式　现代人不仅饮食无规律，作息也无规律，很多人白天疲劳工作晚上熬夜作战（睡眠不足8小时），再加上不良的嗜好，比如常喝咖啡、浓茶、吸烟、喝酒等，胃肠病就找上身来了。

❺情欲过度　肾精不足，肾阳衰弱，无法温养脾胃，而致脾胃虚弱，如果本身已有胃肠病的话，就会加重病情。

❻长期服药　胃黏膜是胃的唯一保护屏障，长期服用对胃肠道有刺激的药物，或腐蚀性较强的强酸、强碱物质，都会磨损胃黏膜，引发胃肠病或者加重已有胃肠病病情。所以，服用药物时，要谨遵医嘱，辨证施治，药量科学，才能药到病除。

❼其他方面　比如遗传因素、全身性疾病等，都可能引发胃肠病或者使胃肠病加重。

胃肠病是多种致病因素共同作用的结果，所以要想赶走胃肠病，就要综合、辨证防治。

幽门螺杆菌——胃病“元凶”

近年来，幽门螺杆菌越来越被人所重视，是因为它是酒糟鼻、胃炎、胃及十二指肠溃疡的“元凶”，甚至是被世界卫生组织认定的胃部肿瘤的致癌因子。

现代人工作和生活都紧张，白天工作强度大，晚上熬夜，还有很多应酬，疲于觥筹交错间，长此以往，就会患胃肠病，其中尤以胃炎、胃及十二指肠溃疡为主。

大量临床研究表明，95%的胃炎、80%左右的胃溃疡和超过90%的十二指肠溃疡都是由幽门螺杆菌感染所致。此外，胃癌也与其密切相关。

总之，胃肠病患者中存在此病菌感染的人数高达90%，所以，它是引起胃肠病的“元凶”，我们不得不对其有深刻的认识。

那么它是一种什么细菌呢？它最大的威力到底是什么呢？

幽门螺杆菌英文简称Hp，是一种单极、多鞭毛、末端钝圆、螺旋形弯曲的细菌。

它进入胃后，会通过鞭毛提供的强动力穿过黏液层。这种强动力性是幽门螺杆菌致病的重要因素。幽门螺杆菌到达上皮表面后，通过黏附素，与上皮细胞牢牢地黏附在一起，不仅能够避免随食物一起被胃排空，也能避免中性粒细胞和胃酸的杀伤。

幽门螺杆菌能产生鞭毛、黏附素、空泡细胞毒素和细胞毒素等多种毒力因子，这些毒力因子会使胃肠病反复发作，也会使胃黏膜萎缩，甚至引发癌变。

同时，幽门螺杆菌具有极强的传染性，所以，患者一旦查出感染了此种病菌，就应该及时诊治，根除幽门螺杆菌感染，以绝后患。

它主要是通过不洁的食物和餐具、手、粪便等途径传染，所以我们一定要养成良好的卫生习惯和饮食习惯，以防被传染。

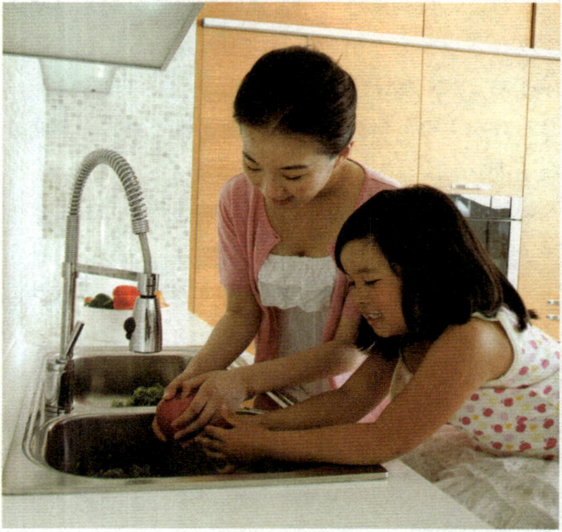

养护胃肠的8大饮食原则

❶均衡地摄入不同人体必需的营养素对胃肠有很好的养护作用，同时也要注意摄入的量要恰到好处。

营养素	调理胃肠功效	每日摄入量	食物来源
膳食纤维	促进胃肠蠕动，使肠道内有益菌增加	25～35毫克	新鲜蔬菜和水果及谷类，如芹菜、红薯、菜花、燕麦等
维生素A	可预防和治疗溃疡、胃癌	800微克维生素适量	动物肝脏、鳗鱼、西瓜、杏仁、蛋等
维生素B_1	增进食欲	1.2毫克	动物肝脏、豆类、黑芝麻、绿色蔬菜等
维生素B_2	可治疗消化不良和下痢	1.6毫克	动物肝脏、绿色蔬菜、奶制品、麦片等
维生素C	具有促进肠道蠕动、胃黏膜和溃疡愈合的作用	60毫克	新鲜蔬菜和水果，如西红柿、土豆、西蓝花、草莓、桂圆、柑橘、猕猴桃等

❷一定要细嚼慢咽，因为食物只有被消化为液体才能流入小肠被人体吸收，如果还是大颗粒状态，就会被当做粪便流入大肠，最后排出体外。

❸定时定量进餐；早餐9点前、午餐1点前、晚餐7点前吃完；吃八分饱即可。

❹尽量多吃柔软、易消化、清淡的食物，比如瘦肉、面条、豆腐、肉末粥、碎菜粥、馄饨、鱼片、稠米粥等。

❺以凉开水、温开水、柠檬水、淡茶、醋、水果代替饮料，因为它们可以洗涤肠胃，为肠道排毒，有益健康。

❻少吃如胡椒、芥末、辣椒等辛辣刺激性食物，因为它们会刺激胃黏膜及溃疡面，使胃黏膜充血、水肿，甚至出血、糜烂等。

❼忌吃过热、过凉、高脂肪、高糖食物。过热食物会灼伤口腔黏膜、食道黏膜和胃黏膜，长期食用，就容易患食道炎或胃炎；而过凉食物会引起胃黏膜血管收缩，损伤胃脉；高脂肪食物不利于消化；高糖食物易引起胃反酸，刺激胃黏膜。

❽戒烟少酒，尤其是20度以上的酒，因为它们对胃肠刺激大。

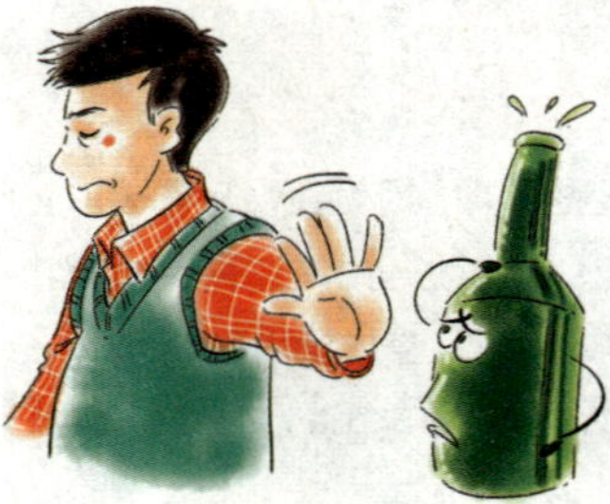

养护胃肠在饮食方面的8大误区

误区1：可以靠稀饭、米粥、泡饭缓解胃痛

有很多人认为稀饭、米粥、泡饭比较容易消化，能缓解胃痛。其实，引起胃痛的原因有很多，要视原因而定。

肠胃炎患者可以喝点稀饭或者米粥，但是对溃疡病患者，无论是吃稀饭还是喝粥，都会刺激胃分泌更多的胃酸，所以，不宜靠吃稀饭或者喝粥来缓解胃痛。

误区2：有胃肠病要多喝牛奶

传统观念认为，牛奶补益肺胃、生津润肠，因其能中和胃酸，缓解胃酸对胃肠的刺激，所以认为其对胃溃疡有益。

其实，有新研究表明，单纯喝牛奶，会刺激胃酸分泌，这样不仅不能缓解溃疡病，反而会使其恶化。

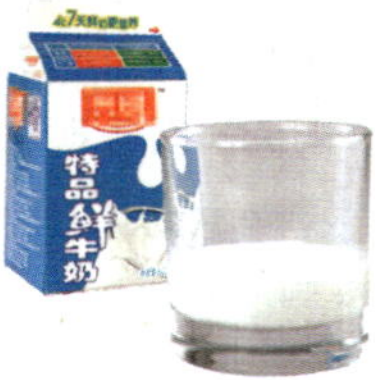

● 牛奶

有些人喝了牛奶2个小时内会腹泻，这是因为牛奶中的营养成分多数不能被此类人群的身体所消化吸

收和利用，容易引起腹胀、腹泻。所以溃疡病患者和喝了牛奶就腹泻的人不适宜喝牛奶，可以喝些酸奶或豆浆来代替牛奶。

再者，牛奶性微寒，所以肠胃不好的人要少喝。而且喝牛奶时也不宜空腹，喝时最好吃点其他食物之后再喝。

误区3：只有容易消化的食物对胃肠好

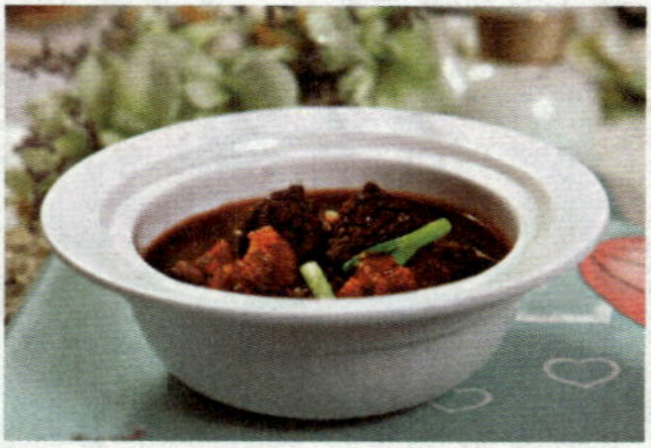

容易消化的食物对调养肠胃有益，尤其在胃肠病的初期或者手术后，但是在胃肠病的中期、后期就要具体病症具体对待了。

对一般人而言，只吃容易消化的食物，对胃肠也不是一件好事。因为容易消化，胃不需要运动就能使食物顺利进入小肠，而小肠因为同样原因会全部吸收，这样就不会进入大肠，也就没有粪便了。长此以往，胃肠正常的活动力就会弱化，有可能导致胃肠功能异常，甚至引发胃肠道疾病。

误区4：有溃疡病要少食多餐

不建议溃疡病患者少食多餐，与不建议其喝牛奶的原因大体相同。食物虽然能中和胃酸，但是也会刺激胃分泌更多的胃酸，所以，如果不是到了溃疡急性期，一定不要少食多餐，只定时定量吃，不要饥饱无常即可。

误区5：酸性食物不可以吃

胃酸的pH值为0.5～1.5，酸性食物可以吃，因为不会使胃酸增加，所以没有限制的必要。大多数水果虽然味酸，但在体内代谢过程中会变成碱性，所以可以放心食用，每日不超过400克即可。

误区6：糖会增加胃肠负担

很多人觉得糖属于酸性物质，会使胃酸增加，会加重胃的负担，也会使糖汁附着在胃壁上，使胃功能变差，久而久之，就患胃肠病了，于是就戒吃。其实，人体70%的能量来自糖类的供给，所以胃肠不好者或者胃肠病患者适量吃即可。

误区7：溃疡病忌口膳食纤维

膳食纤维因为不能被肠胃消化吸收，且口感不好而不为胃肠病患者所重视。其实，含膳食纤维的粗粮和蔬菜，可以中和胃酸，促进胃肠蠕动，加速胃的排空，从而有利于溃疡的愈合。所以，如果不是在急性期或者出血期，还是不应该忌口膳食纤维的。

误区8：辛辣食物不能吃

很多人认为食用辣椒不仅会刺激胃黏膜，还会使胃壁血管异常扩张，所以有胃肠病的人或者脾胃虚弱者都要忌吃。

其实，辣椒具有温中健胃的功效，低浓度的辣椒能促进消化液分泌，使食欲增强，还能刺激前列腺素E_2的释放，从而促进胃黏膜的再生，保护胃黏膜不被有害物质所损伤。所以，这是个量的问题，一次性不过量食用即可。

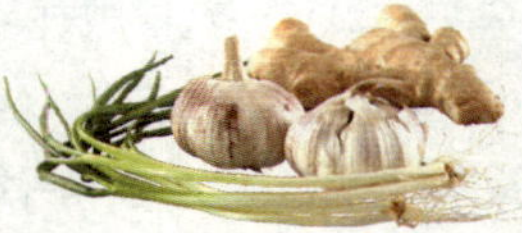

● 葱姜蒜

蒜中的蒜素有抑菌、消炎、排毒的功能，对慢性胃炎有辅助治疗作用。但是它会刺激胃壁，而使人患急性胃溃疡。所以，也要适量吃，而不是不吃。

姜温胃祛寒，能保护胃黏膜不受有害物质的伤害，除了胃肠病急性期忌吃外，其他时期，可以根据自己的喜好适量吃。

养胃肠食物经典推荐

乌鸡

温中暖肾

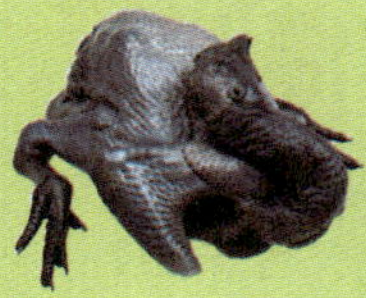

性味归经

性平，味甘，归肝、脾、肾经。

推荐理由

◎《食疗本草》记载："黑雌鸡，治反胃、腹痛、骨痛、乳痈、安胎。"

◎现代医学证明，乌鸡富含蛋白质、黑色素、18种氨基酸和18种微量元素，乌鸡中这些营养素的含量要远远高于普通鸡肉。

红枣

补气健脾

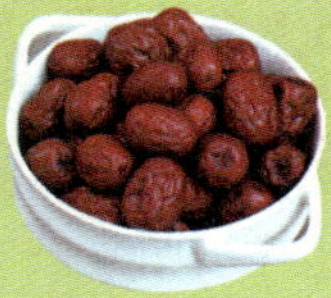

性味归经

性温，味甘，归脾、胃、心经。

推荐理由

◎《本草纲目》记载："干枣润心肺、止咳、补五脏、治虚损，除肠胃癖气。"

◎"安中养脾、平胃气、通九窍，助十二经。"现代药理学研究也发现，大枣能改善脾胃虚弱、食欲不佳、胃痛、吐酸水等症状。

羊肉

温中暖肾

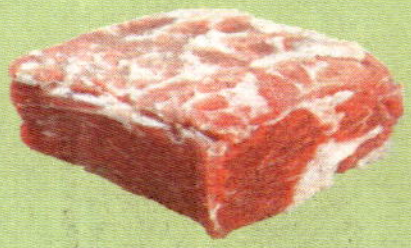

性味归经

性温，味甘，归脾、肾经。

推荐理由

◎《本草纲目》中记载：“羊肉能暖中补虚，补中益气，开胃健身，益肾气，养胆明目，治虚劳寒冷，五劳七伤。”

◎羊肉性温热，细嫩，易消化，最适宜于冬季防寒温补食用，故被称为冬令补品。

狗肉

补脾暖胃

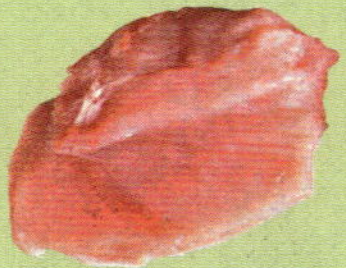

性味归经

性温，味咸，归脾、胃、肾经。

推荐理由

◎《本草纲目》中提到，狗肉“安五脏、轻身、益气、补胃、暖腰膝、宜肾、壮气力、补五劳七伤、补血脉”。

◎狗肉具有暖胃驱寒、补肾壮阳的功效，因此，中医历来都把其当作一味良好的中药使用，多用于治疗老年人的虚弱症、食欲不振等症。

猪肠

润肠止血

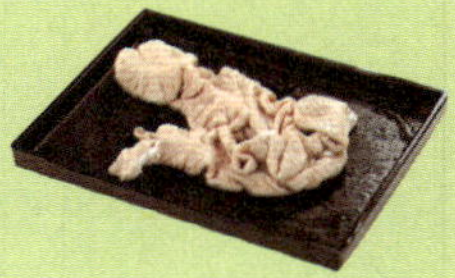

性味归经

性微寒，味甘，归大肠经。

推荐理由

◎猪肠即为猪的大肠，洗净滑腻污物后，常用来“固大肠”。

◎《千金方》中提到：“猪洞肠，主洞肠挺出血多者。”《本草图经》记载其“主大小肠风热”。

◎《奇效良方》猪脏丸中即把猪肠当作材料来用。

小米

补养脾胃

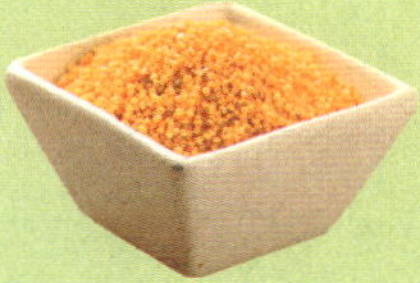

性味归经

性凉，味甘、咸，归肾、脾、胃经。

推荐理由

◎《本草纲目》记载其“治反胃热痢，煮粥食，益丹田，补虚损，开肠胃”。

◎小米富含蛋白质、脂肪、碳水化合物、多种维生素和矿物质等，这些营养成分都补益着虚损的肠胃，因此，小米是当之无愧的补养脾胃的佳品。

黄豆

健脾利湿

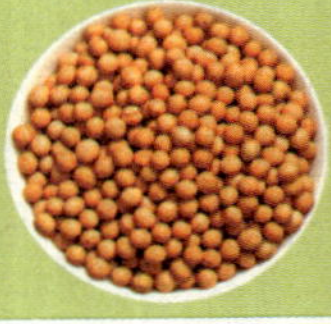

性味归经

性平，味甘，归脾、大肠经。

推荐理由

◎《日用本草》中提到黄豆“宽中下气，利大肠，消水胀，治肿毒”。

◎《本草汇言》记载其“煮汁饮，能润脾燥，故消积痢”。

◎中医学认为，黄豆健脾补虚、宽中导滞，对单纯性消化不良、食后腹胀、食少纳呆、腹泻有食疗功效。

豆腐

补脾和胃

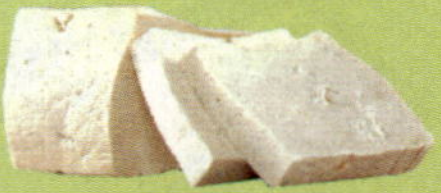

性味归经

性凉，味甘，归脾、胃、大肠经。

推荐理由

◎现代医学认为，豆腐中富含优质蛋白质，不仅能减少胃内的有害物质与胃黏膜接触的机会，还能抑制细菌滋长，对胃部有很好的保护作用。

◎豆腐益气宽中、生津润燥，特别适合胃肠功能不佳的人食用。

大麦

和胃宽肠

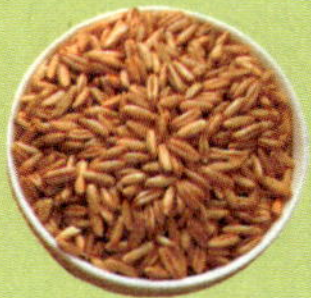

性味归经

性凉，味甘，归脾、胃、膀胱经。

推荐理由

◎《本草纲目》记载，大麦“宽胸下气，凉血，消积，进食”。

◎《本草拾遗》记载其“调中止泄”。

◎现代医学也证明大麦具有和胃宽肠等作用，能有效改善食欲不振、消化不良等肠胃病。

小麦

调养胃肠

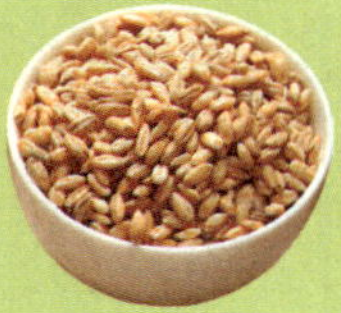

性味归经

性凉，味甘，归心、脾、肾经。

推荐理由

◎《本草拾遗》记载：“小麦面，补虚，实人肤体，厚肠胃，强气力。”

◎《医林纂要》提到其能除烦、止血、润肺燥、利小便等。

◎小麦是药食两用食物，不仅可以补充人体所需的营养，还具有调理胃肠的作用。

大米

健脾养胃

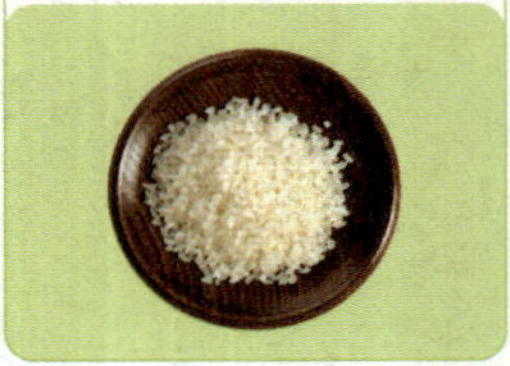

性味归经

性平，味甘，归肺、脾、胃经。

推荐理由

◎药王孙思邈在《千金方》中提到，大米养胃气、长肌肉；《食鉴本草》也记载其补脾胃、养五脏、壮气力。

◎其含有的膳食纤维能促进胃肠蠕动，对胃病、便秘等均有疗效；而其含有的碳水化合物等又具有健脾养胃的功效。

山药

补脾养胃

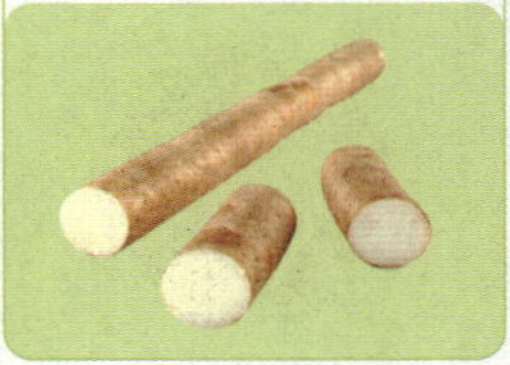

性味归经

性平，味甘，归脾、肺、肾经。

推荐理由

◎山药为中医“上品”之药，李时珍认为其“益肾气，健脾胃”。

◎山药中的黏蛋白能滋润胃黏膜，具有养胃的作用；而淀粉酶能有效分解合成蛋白质与碳水化合物，促进消化，及时清理肠内有害细菌，保护肠道健康。

莲藕

调中开胃

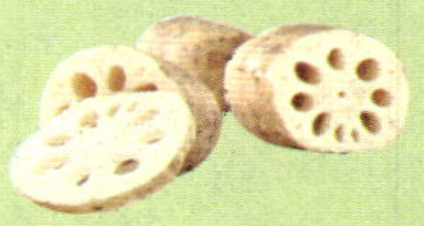

性味归经

生用性寒，熟用性温，味甘，归心、脾、胃经。

推荐理由

◎熟藕很容易消化，且富含碳水化合物、蛋白质和各种维生素及矿物质，还有养血止血、调中开胃的功效，所以是老年人不可多得的食补佳品。

◎《本草纲目》中称藕为“灵根”，民间也有“新采嫩藕胜太医”之说。

南瓜

补中益气

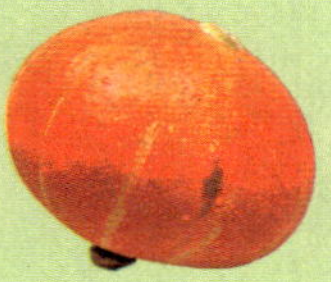

性味归经

性温，味甘，归脾、胃经。

推荐理由

◎中医认为，南瓜可以“平肝和胃，通经络，利血脉”，《滇南本草》认为其“横行经络，利小便”。

◎南瓜含有大量的果胶，其具有很好的吸附性，能黏附和消除胃肠内细菌毒素和其他有害物质。

白萝卜

下气宽中

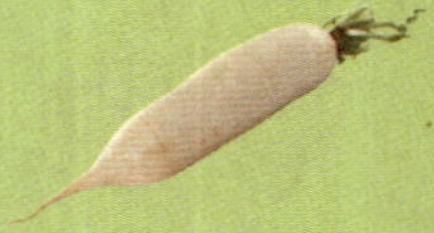

性味归经

性凉，味辛、甘，归肺、胃经。

推荐理由

◎白萝卜具有特殊的辣味，可起到健胃消食、增进食欲的作用。

◎白萝卜含有能帮助胃消化和吸收的酶类，对于预防和缓解胃痛、胃胀及胃溃疡也有很好的效果。

◎白萝卜富含芥子油和膳食纤维，可促进胃肠蠕动，保持大便畅顺。

圆白菜

清热止痛

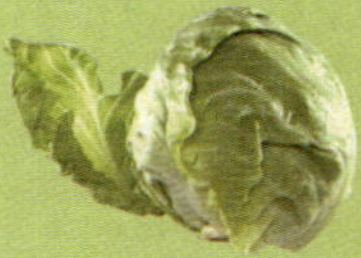

性味归经

性平，味甘，归脾、胃、肝经。

推荐理由

◎营养学家指出，圆白菜含有的特殊元素——维生素K_1具有抗溃疡因子，它能修复人体内的受伤组织，尤其是对于胃溃疡和十二指肠溃疡等病有很好地预防效果。

◎圆白菜能促进胃液分泌，具有保护胃壁不受胃酸及其他刺激物损害的作用。

蜂蜜

益气补中

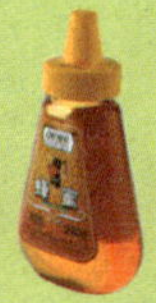

性味归经

性平，味甘，归肺、脾、大肠经。

推荐理由

◎研究证明，蜂蜜对胃肠功能有调节作用，可使胃酸分泌正常。另外，蜂蜜中含有的酶起到调理肠道的作用，可预防和缓解便秘及腹泻症状。

◎《神农本草经》中提到，蜂蜜“和营卫，润脏腑，通三焦，调脾胃”。

西红柿

健胃消食

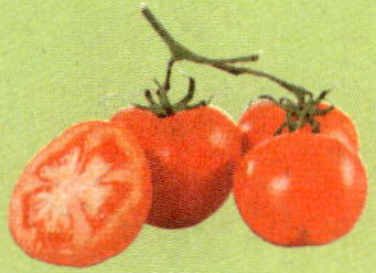

性味归经

性凉，味甘、酸，归肝、胃经。

推荐理由

◎医学研究发现，西红柿清爽的酸味能够有效缓解胃痛。

◎西红柿富含柠檬酸、苹果酸、琥珀酸等多种有机酸，能调节胃肠功能，具有消除和缓解胃部不适、辅助治疗胃炎等功效。

◎其所含的膳食纤维则可以有效促进胃肠蠕动。

苹果

润肠止泻

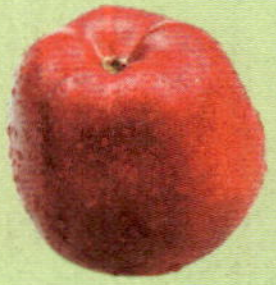

性味归经

性凉，味甘、微酸，归脾、胃、肺经。

推荐理由

◎中医学认为，苹果性平，有益气和胃、润肠止泻的作用，对消化不良、神经性肠炎等都具有不错的辅助疗效。

◎苹果含有丰富的果胶，这是一种可溶性的纤维素，可以改善便秘。

◎《滇南本草图谱》说，苹果“治脾虚火盛，补中益气”。

山楂

消积导滞

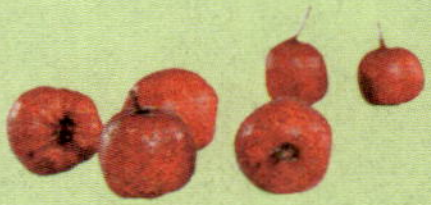

性味归经

性微温，味甘、酸，归脾、胃、肝经。

推荐理由

◎山楂是药果两用树种，目前，已有50多种中药配方里面有山楂，如焦三仙等。

◎山楂含山楂酸等多种有机酸、解脂酶，入胃后，能增强酶的作用，促进胃液分泌，消化肉食积滞，转化胆固醇，减肥消脂。

◎《本草经疏》曰：“脾胃虚，兼有积滞者，当与补药同施，亦不宜过用。”

陈皮

理气健脾

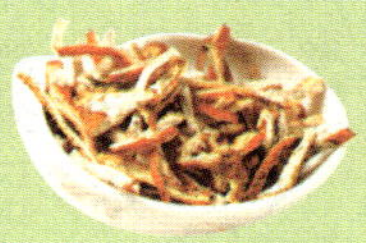

性味归经

性温，味辛、苦，入脾、肺经。

推荐理由

◎陈皮的香味能够增强胃功能，促进胃液分泌，促进胃肠蠕动，从而帮助消化吸收，使胃肠充分发挥功能，进而促进对水分和营养的吸收。

◎另外，陈皮还具有消炎及调理胃肠的作用，对胃痛及因各种原因导致的胃胀、反胃、胃溃疡有很好的疗效。

鸡内金

消食健胃

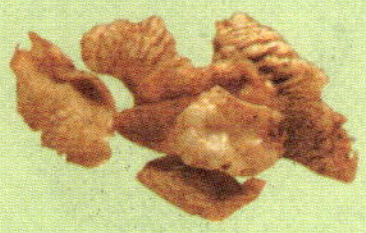

性味归经

性平，味甘，归脾、胃、小肠、膀胱经。

推荐理由

◎鸡内金有较强的消食化积作用。

◎《滇南本草》中云：鸡内金“宽中健脾，消食磨胃。治小儿乳食结滞、肚大筋青、痞积疳积。”

◎《名医别录》中记载，鸡内金还可“主小便不利、遗溺（尿），除热止烦。”

茯苓

健脾利湿

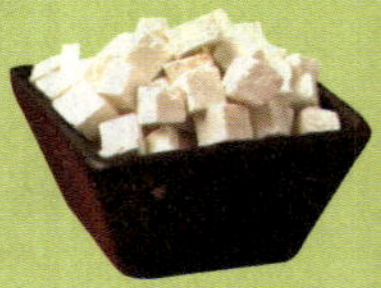

性味归经

性平，味甘、淡，归心、脾、肾经。

推荐理由

◎茯苓有健脾、淡渗利湿、宁心的作用，能改善腹胀、腹泻、消化不良、肠胃蠕动不佳等症状。

◎另外，还具有增强免疫力、开胃、利水渗湿、化痰、宁心安神的功效。

莲子

补脾止泻

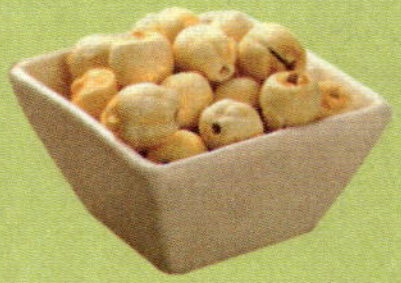

性味归经

性平，味甘、涩，归脾、肾、心经。

推荐理由

◎莲子具有补益脾胃、止精、养心安神、补肾固精等功效，可以改善脾虚泄泻、心悸不安、失眠、夜寝多梦等病症。

◎此外，它含有丰富的钙质，其是构成骨骼和牙齿的有效成分，可以强固牙齿，强健骨骼。

白术

益气健脾

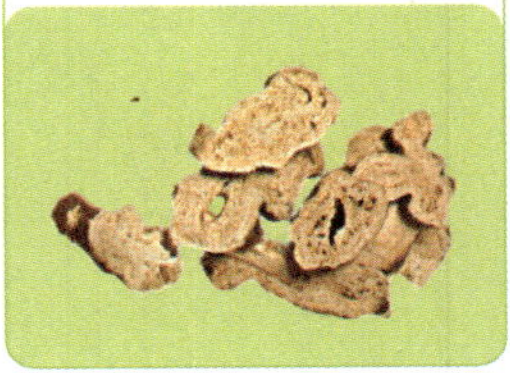

性味归经

性温，味苦、甘，归脾、胃经。

推荐理由

◎白术具有补气健脾、燥湿利水、止汗、安胎。

◎白术有消炎抗溃疡等功效，能起到修复消化道炎症，增强胃肠黏膜功能，促进肠胃蠕动的作用。

◎《本草通玄》誉白术为“补脾胃之药，更无出其右者。”

甘草

养胃健脾

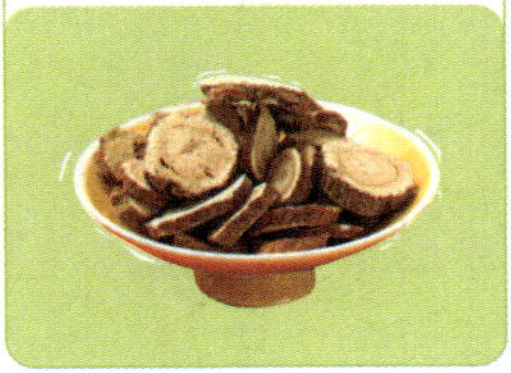

性味归经

性平，味甘，归心、肺、脾、胃经。

推荐理由

◎甘草可调和诸药、减轻药物的不良反应，从而保护胃部，避免引起胃部不适症状。

◎另外，甘草还具有除邪气、治金疮、缓中补虚、益气润肺、清热解毒等功效。

◎《本草汇言》赞甘草：“和中益气，补虚解毒之药也。”

蒲公英

清热利湿

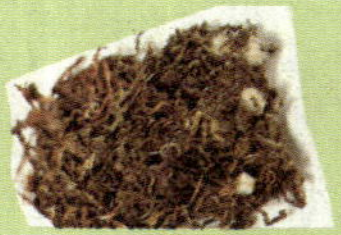

性味归经

性寒，味苦、甘，归肝、胃经。

推荐理由

◎《医林纂要》载入“补脾和胃，泻火，通乳汁，治噎膈。”

◎蒲公英具有助消化、增食欲、预防胃及十二指肠溃疡的作用。

◎另外，其还能起到利尿、缓泻、退黄疸、利胆、催乳、强身健体、消肿散结等多种功效。

扁豆

补脾化湿

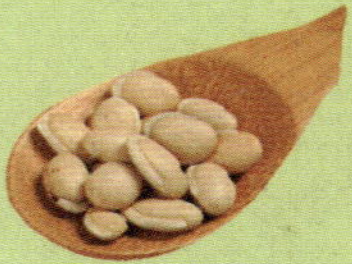

性味归经

性微温，味甘，归脾、胃经。

推荐理由

◎扁豆能够补脾化湿而不温燥，配伍不同的药物能够解酒毒、河豚毒、砒霜毒、鸟肉中毒等，因此可以对胃起到很好的保护作用。

◎《本草纲目》载“入太阴气分，通利三焦，能化清降浊，故专治中宫之病，消暑除湿而解毒也。”

第二章 胃肠病怎么吃、怎么养

- 反胃
- 呕吐
- 呃逆
- 消化不良
- 食欲不振

……

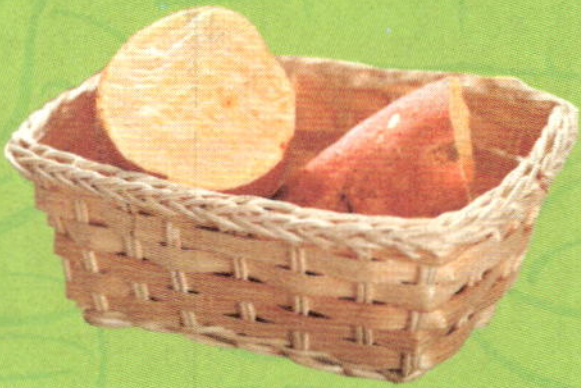

反胃

反胃又称胃反、翻胃，是因为脾胃受伤，胃不能消化食物，脾不能运化食物所致。而胃的受纳和脾的运化无不与肝气的疏泄息息相关。肝气郁结，脾的运化功能就会受到阻碍，致使胃气不能下行。胃气上行，就反胃而出，多见于消化性溃疡、胃肿瘤、幽门梗阻等病。

主要表现

◎朝食暮吐，暮食朝吐。

◎腹胀。

◎宿食不化。

病因

食用不洁、生冷食物；饥一顿，饱一顿，饮食不规律；喝酒过度；纵欲过度；忧思过度。

推荐食材

燕麦、菜花、红薯、小米、黄豆、熟莲藕、羊肉、狗肉、大枣、桂圆、神曲、石斛、香菜、菠菜等。

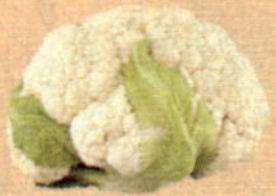

菜花

少吃辛辣刺激性、油腻、糖类食物

辛辣食物包括胡椒、花椒、桂皮、大料、小茴香、咖喱等辛辣刺激性强的调味品，也包括葱、姜、蒜、韭菜、辣椒等辛辣蔬菜，还包括烟、酒、咖啡、浓茶等。

油腻食物包括油炸类和高脂肪、高胆固醇类食物，比如肥肉、肝、脑、肾等。

糖类食物属酸性食物，空腹吃容易造成胃酸过多，极易反胃，所以尽量避免空腹吃糖类食物。

适量吃些能排出体内毒素的食物

适当地吃一些富含膳食纤维的食物，可以促进胃肠蠕动，排出体内对胃肠不利的毒素，更好地保护胃肠健康。

吃些能温补脾胃、和胃降逆的中药和食物

食用一些温补脾胃、和胃降逆的食物及中药，可以使脾、胃、肠得到有效的养护，对于预防和辅助治疗反胃有很好的效果。

护养小常识

辛辣刺激性食物易伤害胃黏膜，对养护胃肠是不利的，而且油腻的食物热量过高，会增加胃肠的负担，故在饮食方面要慎重。

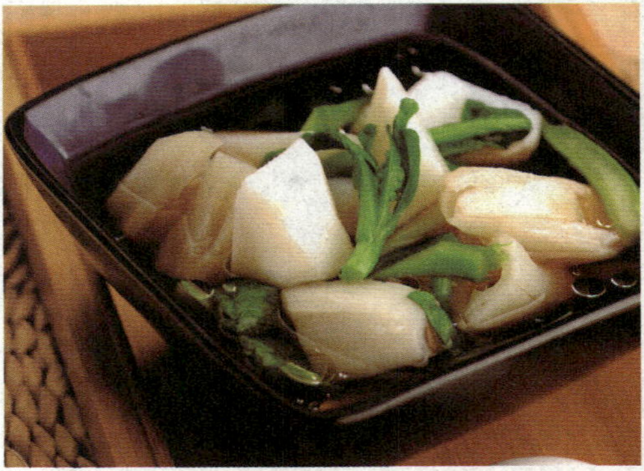

罗汉果芥菜莲藕汤

材料 莲藕200克，芥菜段120克，罗汉果30克，山药20克。

调料 盐、味精、香油各适量。

做法 ① 将罗汉果拍碎，用纱布包好，在锅中熬煮20分钟，留汁待用。

② 将莲藕、山药去皮洗净，切块，备用。

③ 将莲藕块、山药块一同入锅，倒入熬罗汉果的汁水，用小火温煮。

④ 待莲藕熟后，放入芥菜段，加盐、味精调味，再次煮沸后，淋上香油即可。

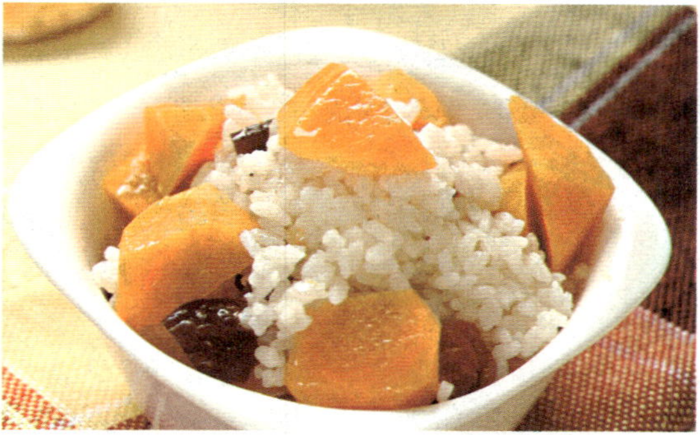

果脯红薯饭

材料 大米240克，红心红薯200克，什锦果脯适量。

调料 盐少许。

做法 ① 大米用清水淘洗干净，入清水中浸泡半小时左右，备用。

② 红薯去皮洗净，切滚刀块，备用。

③ 大米倒入电饭锅中，加入适量清水，再放入红薯块和什锦果脯，按下开关，焖煮至米饭熟烂，最后放入盐拌匀即可。

营养分析 果脯具有滋阴补虚、增进食欲的功效。红薯则能补虚乏、健脾胃。此饭可缓解因饮食不当引起的反胃、恶心等症状。

方1 酸醋水

醋150毫升。与适量水煎煮，趁热服下，立止。

方2 胡椒姜水

胡椒21克，煨姜30克。用水煎煮，趁热服下，立止。

方3 甘蔗姜汁

姜汁、甘蔗汁各适量。两汁混匀，然后用开水冲服。也可装入容器，盖上盖子，放入地窖中，7天后随喝随舀。

方4 蜂蜜萝卜水

鲜白萝卜、蜂蜜各适量。萝卜洗净，切丁，放入沸水中煮熟，沥干，晾晒半日，然后放入净锅中，再加入蜂蜜、适量水，以小火煮沸关火。待冷后服食。可多次饮用。

方5 陈皮茶

陈皮2～9克。用水煎煮后趁热服用，或泡水当茶饮。

呕吐

呕吐是胃中食物反流进入食道，经口吐出的反射动作。呕吐可以将体内的有害物质吐出，对身体能起到一定的保护作用，但频繁、剧烈、持久的呕吐会引起体内水电解质的紊乱、脱水及营养障碍等。

主要表现

◎恶心、干呕。

◎上腹部明显不适。

◎头晕、流口水。

◎血压降低、脉搏跳动缓慢。

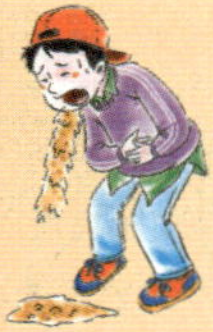

病因

脾胃虚弱、外邪犯胃、燥热过饱引起消化不良、食物中毒、肝气犯胃、忧思伤脾、妊娠呕吐、消化道感染性疾病、中枢性神经系统疾病、心血管疾病等。

推荐食材

动物肝脏、豆类、黑芝麻、白萝卜、莴笋、油菜、酵母菌、大麦、粳米、小麦、肉、鱼、蛋、豆类、花生等。

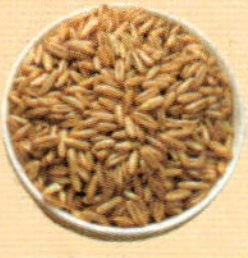

大麦

不要马上吃东西或者喝水

呕吐后，最好在4～6个小时后再慢慢吃东西或者喝水。

不要吃得过饱

进食过量很容易引起消化不良，所以要控制食物的摄入量，吃八分饱即可。

多吃富含谷维素、维生素B_1、维生素B_6的食物

谷维素不仅可以调节和改善肠胃功能，而且可以调节自主神经；维生素B_1对神经组织有良好的影响；维生素B_6可以促进人体的多种新陈代谢，故多吃富含这三种营养素的食物，可以提高人体免疫力，营养神经，而且对维护神经系统疾病引起的呕吐和保护胃肠有很好的功效。

护养小常识

在呕吐的时候马上吃东西或者是喝水容易使食物和水进入气管，造成窒息，而且呕吐者不宜仰卧，不宜堵住口鼻。

专家建议成人维生素B_6的每日摄入量应在1.2毫克左右。

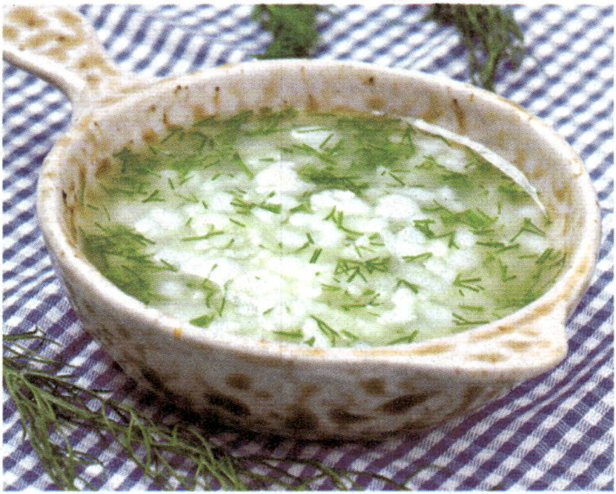

茴香大米粥

材料 茴香15克，大米80克。

调料 盐适量。

做法 ① 将茴香择洗干净。

② 将茴香放入砂锅内用清水煮烂。

③ 将大米淘洗干净，倒入茴香汤汁中，调入盐，煮至大米熟烂即可。

营养分析 此粥具有行气止痛、健脾开胃的功效，适用于辅助治疗胃寒呕吐、食欲减退、脘腹胀痛等症。

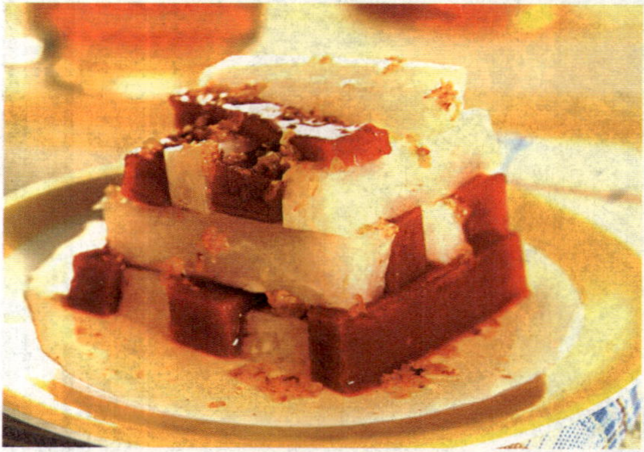

开胃京糕萝卜条

材料 白萝卜250克，山楂糕（京糕）200克。

调料 白醋、白糖、桂花蜜各适量。

做法 ①白萝卜去皮，洗净，切成长条；山楂糕切成长条，入凉开水中浸泡10分钟，捞出沥干。

②将白萝卜条放入碗中，加入适量白醋、白糖拌匀，腌渍约20分钟。

③将白萝卜条与山楂糕条逐条间隔摆放好，在表面淋上桂花蜜即可。

营养分析 白萝卜可消食健胃，山楂可健脾消食，二者同用，非常适于食滞胃脘型呕吐。

方1 生姜红糖萝卜汁

生姜5片，红糖10克，萝卜5片。将生姜、萝卜洗净切片，加水500毫升，煎煮20分钟后放入红糖，趁热温服。生姜辛温发汗，能够温胃止呕；红糖活血化瘀，能够温胃止痛；萝卜甘辛，能润肺行气。三种食物相配，祛风散寒、温胃止痛、和中止呕。

方2 白萝卜汁

白萝卜1个。将白萝卜洗净，切片，并捣烂成泥，榨汁，再隔水炖熟。每次15毫升，每日可饮数次。

方3 山楂白糖汁

白糖25克，山楂100克。将山楂洗净，去核，切碎，用水煎煮；待山楂味道浓郁时，放入白糖，搅拌均匀。每次50毫升，每日3次，连服3日。

方4 姜韭牛奶饮

鲜韭菜200克，姜10克，鲜牛奶250毫升。将韭菜、姜榨汁，加入牛奶内，隔水炖热后服用。每日1剂，分2次服用。

呃逆

呃逆，俗称打嗝。呃逆以气逆上冲，喉间呃呃连声，声短而频，令人不能自制为主症。中医学认为其病位在膈，病变关键脏腑在胃并与肺、肝、脾、肾诸脏相关。

主要表现

◎每次吃完饭后总打嗝。

◎嗝声有时响，有时不响。

◎顽固性呃逆持续时间较长。

◎可自行消退。

病因

西医认为是膈肌痉挛收缩所致；中医则认为是脾胃受寒、胃气上逆、气行痰阻、脾胃失调、阳气不足、胃液匮乏、饮食不当、情志不畅等所致。

推荐食材

醋、红糖、姜、蜂蜜、苦瓜、韭菜、人参、山楂、红曲、麦冬、豆蔻、丁香、陈皮等。

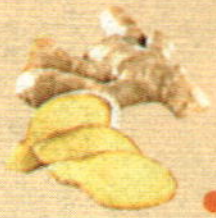

姜

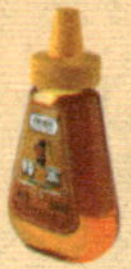

蜂蜜

吃饭不要吃得过饱，喝水不要喝得过急

吃得过饱，喝得过急、过猛，容易噎着，就容易打嗝。

不要吃过甜、过于干硬的食物

甜食容易反胃，容易引起打嗝；食物越干燥、越坚硬，打嗝越严重。因此，甜食、干食、硬食不宜吃得过多。

少吃辛辣、油腻及豆类等产气过多的食物

平时要少吃，打嗝期间，要忌吃。

多喝开水，多吃些容易消化的食物

比如面食、米粥等可以常食用。

不要在打嗝时喝冷饮

不要空腹喝冷饮，会刺激胃黏膜，引起打嗝。打嗝期间，尤其要忌喝冷饮，否则极易使胃内环境紊乱，从而引起更长时间的打嗝。也不要吃太多生冷食物或寒凉药物，这些都会诱发打嗝。

护养小常识

取中药五味子5粒，放在口中慢慢嚼大约3分钟，该法简便又实用。

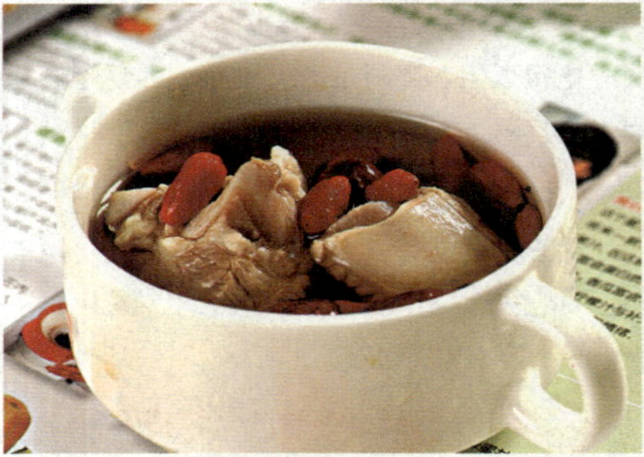

益气补血汤

材料 猪脊骨250克，党参10克，大枣3颗，桂圆肉8颗，枸杞子20粒，芡实40颗。

调料 盐适量。

做法 ①将猪脊骨斩成大块，洗净，放入开水锅内氽烫至出血水，捞起冲洗干净。

②锅洗净，放入猪脊骨块、党参、大枣、桂圆肉、芡实，注入适量清水。

③盖上盖，大火煲开后转中小火慢慢煲至剩一半碗水时。

④加入枸杞子再煲10分钟。

⑤最后放入盐调味即可。

椒炒猪肝

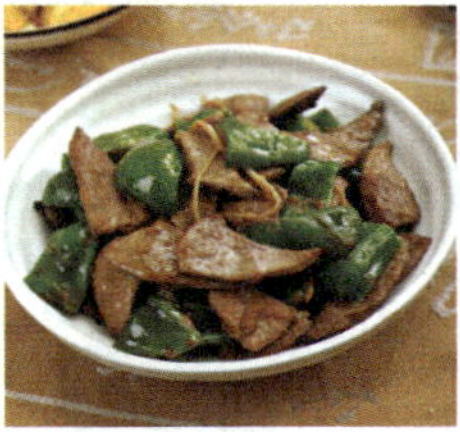

材料 猪肝200克，青椒片50克，姜丝适量。

调料 香油、盐、干淀粉各适量。

做法 ① 猪肝洗净，切片，放入碗中，加盐、干淀粉抓匀，腌渍15分钟，备用。

② 锅置火上，加入香油烧热，爆香姜丝，再倒入猪肝片、青椒片翻炒至熟，加盐调味即可。

栗香土鸡煲

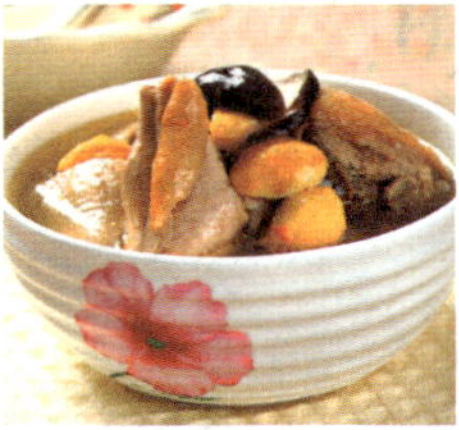

材料 土鸡肉块300克，熟栗子肉50克，香菇片30克，姜片适量。

调料 盐适量。

做法 ① 将土鸡肉块入沸水锅中汆烫，洗净血水后捞出。

② 锅中放入土鸡肉块、香菇片、熟栗子肉、姜片和适量清水，大火煮沸，盖上锅盖，转中小火炖煮1个小时，加盐调味即可。

方1 陈皮姜片水

陈皮120克，姜片30克，开口川椒10粒。将陈皮用清水洗净，然后将三者一同放入锅内，加2大碗水，煎至1碗时即可。打嗝时饮用。

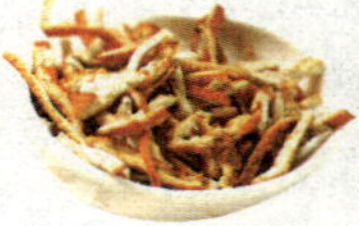

● 陈皮

方2 嚼服姜片

姜适量。洗净，切片，咀嚼。可根据呃逆情况咀嚼，病愈可停止。

方3 醋麦面丸

小麦面150克，茶叶5克，米醋适量。将小麦面用醋拌，搓成1厘米弹丸大小，隔水蒸熟，用时以茶水送服。每日1次，每次1丸，服至打嗝有所改善。

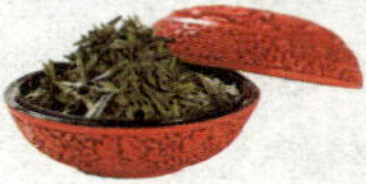

● 茶叶

方4 冰糖芦根水

鲜芦根100克，冰糖50克。加水共煮。代茶饮。

消化不良

消化不良为一组消化吸收障碍性疾病的综合表现。

胃肠道消化功能虚弱而引起腹胀腹痛等症状，就是消化不良。

主要表现

◎断断续续的腹胀、腹痛、灼热。

◎大便有时无明显异常，有时会量多、泡沫状、颜色淡。

◎有频繁或间歇性的腹泻。

◎食欲不振、嗳气、恶心、呕吐、反酸、体重减轻、消瘦、衰弱无力、入睡困难、噩梦等。

病因

多因饮食不节、过饥过饱或吃了生冷油腻不洁之物，损伤脾胃，使食物不易被消化吸收所致。

推荐食材

山楂、柚子、大麦、无花果、杨梅、蒜、陈皮、麦芽、黄连、肉桂、红薯、山药、白萝卜、木瓜、酸奶、鸡内金等。

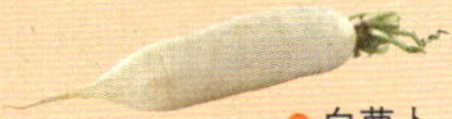

● 白萝卜

少吃刺激性食物，少喝刺激性饮料

油腻、生冷、甜腻、过硬等食物不易消化，会刺激胃肠，因此要少吃，患病期间要忌吃，空腹时也要忌吃。咖啡、浓茶等刺激性饮料要少喝。

饮食要有规律，戒掉不良的饮食习惯

一日三餐定时定量，不要无规律，可以少吃多餐；不要暴饮暴食或忍饥挨饿，也不要吃得过快、喝得过猛等。

多吃容易消化的食物

比如大米小米粥、粟米山药粥、小米香菇粥、山楂饼、胡萝卜汤等。

要多吃蔬菜，补充足够的维生素

可以重点补充维生素A、B族维生素、维生素C、维生素D。

护养小常识

消化不良者可以尝试少食多餐，既不会饥饿，又可以减轻胃肠的负担，保持消化系统的良好运行。

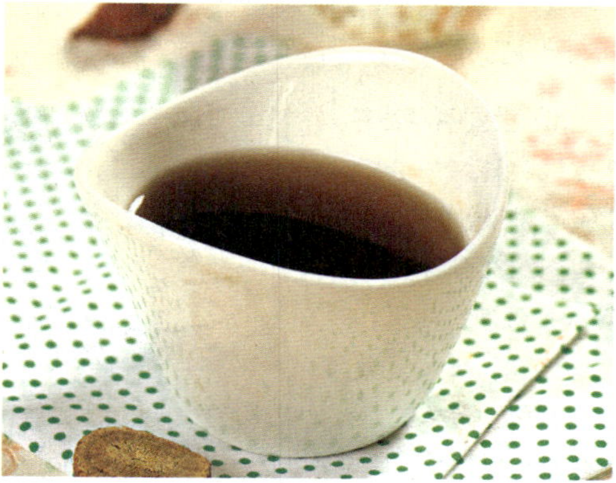

陈皮酸梅汤

材料 陈皮15克，干山楂25克，甘草3克，乌梅干20克。

调料 冰糖适量。

做法 ① 乌梅干、陈皮、干山楂、甘草一起用水淘洗干净，然后加入2升凉水浸泡40分钟。

② 将泡好的材料连同浸泡材料的水一起倒入煮锅中，大火烧开，转小火熬40分钟，加入冰糖再煮5分钟后关火。

③ 熬好的酸梅汤滤去汤渣，放凉后装入密封容器中，放入冰箱冷藏后即可饮用。

香芋甜粥

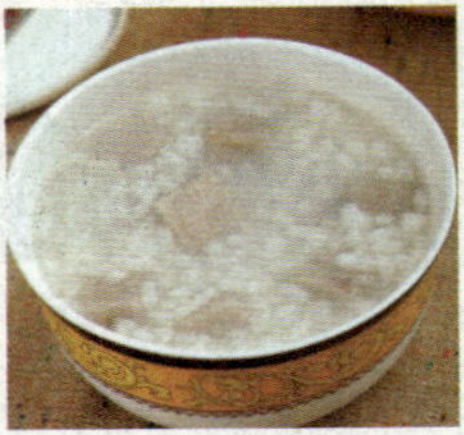

材料 大米50克，香芋适量。

调料 冰糖适量。

做法 ① 大米淘洗干净，入清水中浸泡约30分钟。

② 香芋去皮洗净，切丁。

③ 锅置火上，加入适量清水，倒入大米、香芋丁，大火煮沸后转小火煮15分钟左右，煮至材料熟烂，粥黏稠。

④ 最后加冰糖煮至化开即可。

南瓜玉米粥

材料 大米100克，南瓜50克，鲜玉米粒20克。

调料 白糖适量。

做法 ① 南瓜洗净，去皮切块；玉米粒洗净；大米洗净，备用。

② 锅内放适量水，加入大米、南瓜块、玉米粒，共煮成粥。

③ 加入白糖搅拌即可。

营养分析 南瓜、玉米中都含有丰富的膳食纤维，有助于胃肠蠕动，故该粥适宜消化不良的患者食用。

方1 陈皮酒

陈皮50克，白酒500毫升。陈皮泡白酒中，7日后饮服。每次1小杯，每日3次。

方2 绿茶干橘

蜜橘1个，绿茶10克。橘挖孔，塞入茶叶，晒干后食用。成人每次1个，小儿酌减。

方3 槟榔焦三仙

槟榔10克，焦山楂、焦神曲、焦麦芽各15克。将槟榔洗净，与其他药物加水煎汁。代茶饮。儿童积食时也可用此方。

方4 茶叶红糖水

绿茶叶3克，红糖40克。绿茶叶放入杯内，用沸水冲泡，盖盖闷半小时，加入红糖即成。可频频饮用。

方5 西红柿山楂饮

西红柿、山楂各30克，冰糖适量。将西红柿、山楂洗净，切小块，与冰糖入榨汁机榨汁即可。

食欲不振

食欲不振是指进食的欲望降低，或者不思饮食，一般是器质性疾病或多种功能性障碍所致食量显著减少。厌食症是严重的食欲不振。

主要表现

◎没有饥饿感。

◎不思饮食。

◎精神萎靡。

◎对周围的事物提不起兴趣。

病因

过度的体力劳动或脑力劳动、情绪紧张、胃常处于饥饿状态、暴饮暴食、吸烟酗酒、睡前吃生冷食物、某些药物等所致。

推荐食材

花生、燕麦、豆腐、香菜、油菜、菠菜、西红柿、山楂、乌梅、陈皮、桂圆、苍术、莲藕、白萝卜、山药、紫苏等。

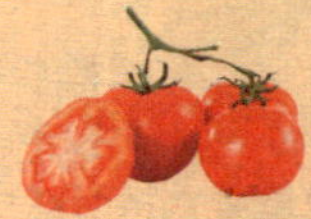

● 西红柿

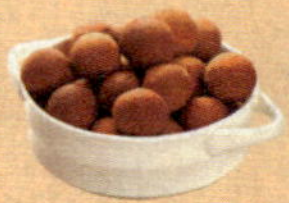

● 桂圆

烹调食物讲究色香味

不妨选择那些色彩鲜艳的食物，比如黑、红、黄、白、绿五色食物的搭配；摆别致的菜型；葱、姜、蒜基本调味品不可缺少，这样的食物会使人体条件反射，自然分泌出大量的消化液，从而可提高食欲。

要合理用药

某些药物会使味觉出现一定程度的失灵，所以，要根据医生建议，合理用药。

要戒烟、少喝酒

烟、酒对胃黏膜都有刺激性，会使胃黏膜收缩、痉挛甚至缺血、缺氧，从而使食欲降低。

多吃些含锌的食物

锌参与味蕾素的合成，可增强味蕾机能和营养味蕾，维持人体正常食欲。缺锌会导致味觉下降，出现厌食、偏食甚至异食。

含锌食物主要有花生、燕麦、豆腐等。

护养小常识

食欲不振者不要在紧张的气氛中进食，以免扰乱并抑制了胃酸和消化酶的分泌，从而降低了饮食中枢的兴奋性而导致厌食。

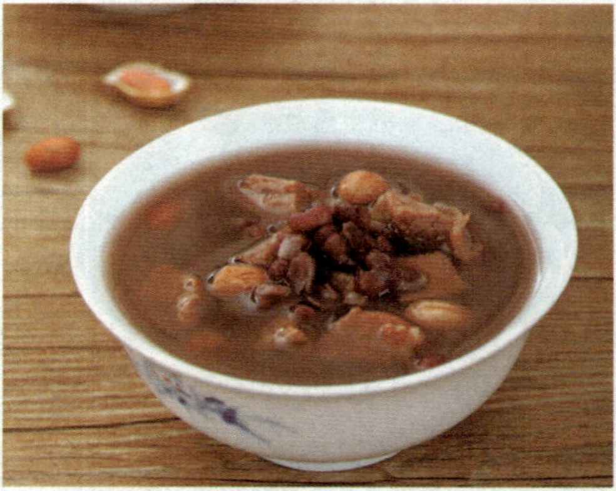

红豆牛肉汤

材料 鲜牛肉250克，红豆150克，花生仁100克，蒜适量。

调料 白糖适量，盐少许。

做法 ① 将鲜牛肉洗净，切块，入沸水中汆烫后捞出，洗净沥干。

② 红豆、花生仁分别洗净；蒜去皮，备用。

③ 锅置火上，加入适量清水，放入牛肉块，大火煮沸后转小火煮35分钟左右。

④ 放入红豆、花生仁、蒜，继续煮约35分钟，煮至牛肉熟烂，最后加白糖、盐调味即可。

鲜鱼汤

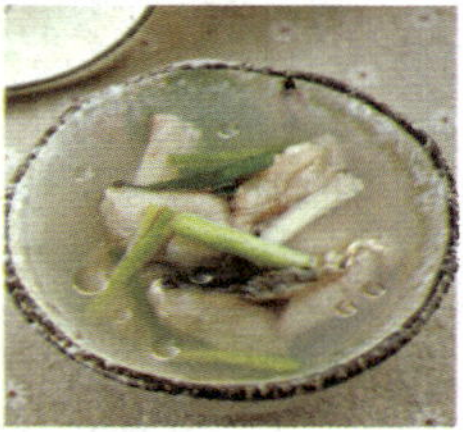

材料 鲜鱼500克，蒜20克，葱适量。

调料 盐适量。

做法 ① 鲜鱼处理好后洗干净，切段；蒜去皮；葱洗净切段，备用。

② 锅置火上，加入适量清水煮沸，加入鱼段和蒜以大火煮开后，转中小火煮至鱼肉熟嫩，加盐调味，撒上葱段即可。

莲藕麦片粥

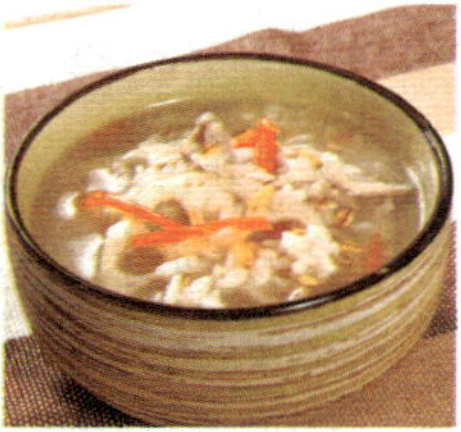

材料 燕麦片、大米各100克，莲藕片50克，胡萝卜丝、猪里脊肉丝各25克。

调料 盐、鸡精各适量。

做法 ① 大米淘洗干净。

② 锅内加入适量清水烧沸，放入大米，先用大火煮开，再加入燕麦片、莲藕片，待大火煮开后，转为小火煮至粥浓稠时，加入胡萝卜丝、猪里脊肉丝煮熟，最后加入盐、鸡精调味即可。

方1 西红柿绿茶水

西红柿100克，绿茶1克。将西红柿洗净，切片，加入绿茶，共捣烂；然后冲入500毫升开水即可。可以分2次服。

方2 山楂水

山楂（炒用）25克，捣烂，放入保温杯中，然后倒入适量开水，盖盖闷20分钟即可。喝时，可根据个人口味加入适量白糖。可代茶频饮。

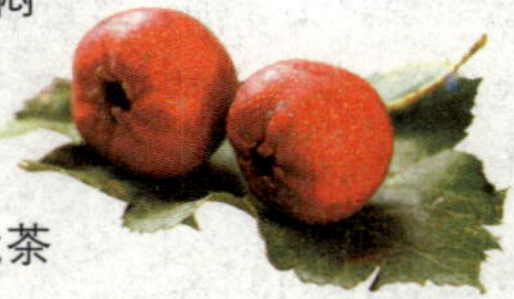

山楂

方3 紫苏茶

紫苏叶10克。将紫苏叶洗净，用水煎煮。可代茶饮，也可在炒菜时，加入紫苏叶，都有促进食欲的作用。

方4 曲末粥

神曲10克，粳米30克。神曲捣碎，水煎取汁，再加入粳米煮成稀粥。分早、晚2次温服。

噎膈

噎膈是指食物吞咽不顺，或者吞咽下去就呕吐的一种病。噎是吞咽时梗塞不顺，膈是食不能下，下咽即吐，膈由噎发展所致，二者常同时出现。

主要表现

◎胸闷，嗳气，打嗝。
◎食道，背部隐隐作痛。
◎精神不好，浑身乏力。
◎吞固体食物困难，吞后即吐。
◎后期不能吞汤水，身体消瘦，有羊屎便。

病因

饮食不洁、喜吃辛燥食物、忧思过度、抑郁、酒色过度、疲劳过度、年老肾虚等，致使食管、贲门干涩、变窄，从而引起噎膈。

推荐食材

黑豆、黑米、黑芝麻、黑木耳、桑椹、核桃、虾、羊腰、枸杞子、杜仲、狗肉、韭菜等。

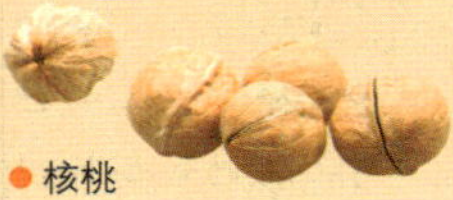

核桃

不要吃太多肥甘、辛辣刺激性食物

因为它们会使得津液减少，无法濡润食物，从而难以下咽食物，或者体内有湿热，使痰浊阻塞食管、贲门。

远离烟酒

烟酒也会助体内湿气的形成，从而形成痰浊，使得吞咽食物受阻。所以此病患者要戒烟酒。

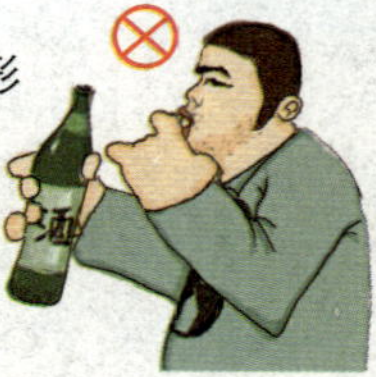

不要吃过热、发霉的食物

过热及发霉的食物损伤食管的经络，使胃气受损，从而阻碍食管、贲门的正常功能，导致噎膈，故不宜食用。

多吃些补肾的食物

尤其是年过半百的患者，因为年老肾虚，无法温煦脾胃，致使痰浊和血瘀阻塞食管，形成噎膈。

护养小常识

噎膈者宜多食生津化瘀、理气开郁的食物，可以帮助食物下咽。

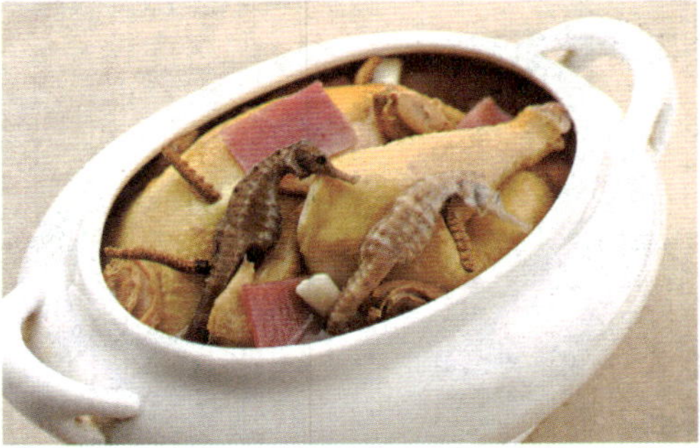

虫草海马煲鸡汤

材料 三黄鸡750克，干鲍鱼75克，冬虫夏草、海马、火腿片各50克，葱段，姜片各适量。

调料 料酒、红糖、盐、生抽各适量。

做法 ① 三黄鸡处理干净后洗净，汆烫，去血水。

② 干鲍鱼用冷水浸泡10小时，刷洗干净，蒸2小时，取出待用。

③ 锅置火上，加入三黄鸡、浸泡好的鲍鱼、冬虫夏草、海马、火腿片、葱段、姜片，倒入适量清水，调入盐、料酒、红糖、生抽，用大火煮沸，转为小火，煲2小时即可。

鲜藕黄芪老鸭汤

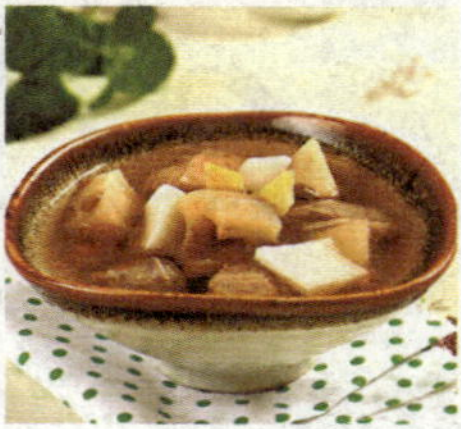

材料 莲藕块250克，黄芪20克，老鸭600克，山药块50克，姜5片。

调料 盐少量。

做法 ① 老鸭洗净斩块，汆烫，捞出备用。

② 锅中加入适量清水和所有材料，大火煮开后转中小火煮至鸭肉熟烂。

③ 加盐调味即可。

腰果虾仁粥

材料 大米150克，虾仁80克，腰果适量。

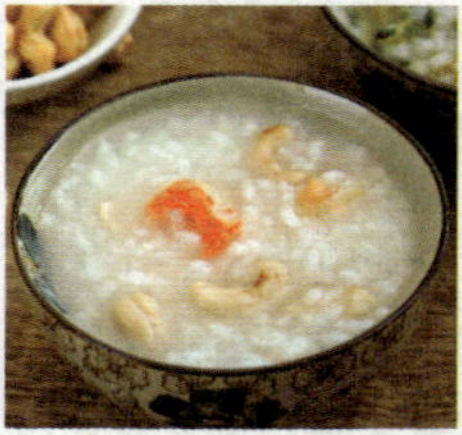

调料 盐适量。

做法 ① 腰果用清水洗净后浸泡1小时；大米、虾仁分别洗净，备用。

② 锅内加水、大米、腰果、虾仁大火煮沸后转小火煮至粥熟。

③ 最后加盐煮匀即可。

方1 双参川贝汁

沙参、丹参各18克，川贝母（去心）9克，茯苓6克，郁金、杵头糠3克，荷叶蒂4个，砂仁壳2克。材料均洗净，入锅中，加适量水，煎汁去渣服用即可。

方2 蒜醋汁

蒜、醋各适量。蒜洗净，切碎，捣汁；加入醋，搅拌成醋汁；再放入洗净的其他蒜腌渍。可饮汁，可吃蒜。

方3 蒜姜糖水

蒜（红皮）3头（约200克），姜、红糖各500克。用炭将蒜煨熟，去皮；姜洗净，切片，与熟蒜捣烂，与红糖水一起装于容器中，盖盖，埋于地下一周。可早晚空腹服30克。

方4 鲜藕柏叶汁

鲜莲藕250克，生侧柏叶50克，蜂蜜适量。莲藕、生侧柏叶分别榨汁后混合，加蜂蜜调匀，放入炖盅内，小火隔开水炖5分钟。

腹泻

腹泻指的是大便排泄次数增多，粪便稀薄如水样或者完谷不化、有脓血。急性腹泻具有季节性的特点，多发于夏、秋两季；慢性腹泻具有反复发作的特点，病程多持续在两个月之上，或者间歇2~4周再复发。

主要表现

◎大便次数增多、便稀薄如水样。

◎腹部不舒服，吃得少，下泻完谷不化。

◎重型腹泻一日大便次数多达三四十次。

◎轻型腹泻病程多为3~7天，一日大便次数为10多次。

病因

外感病邪；细菌、病毒感染；饮食不当；消化不良；食物中毒或者原有的肠道疾病所致。

推荐食材

牛奶、黄豆、南瓜、萝卜、红薯、鱼虾、蛋类、精米面类、新鲜嫩叶菜等。

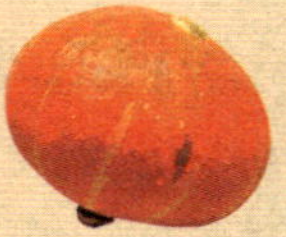

南瓜

要特别注意食物的卫生，以防各种细菌、病毒的感染

◎不吃剩饭、剩菜，如果吃，要记得加热。

◎吃酱制品或熟食前，也要重新加热。

◎不要喝没有烧开的水。

◎吃动物性食品、海产品时，一定要煮熟透。

◎蔬菜、水果一定要多洗几遍。

◎吃凉拌菜时，加点醋和蒜，利于身体的排毒。

◎生食和熟食要分开加热和放置，以防交叉感染。家庭成员间的餐具也要分开用。

选对食物

◎要多吃低脂肪、高维生素、高蛋白、容易消化的半流质食物。

◎少吃油炸类、油煎类、脂肪类食品，因为它们不易消化。

◎不吃生冷、过硬、刺激性的食物。

◎少吃糖类、容易产气发酵的食物。

护养小常识

腹泻者在饮食方面既要有固敛之效，又要有补益之功，这样才能更好地养护胃肠，增强体质。

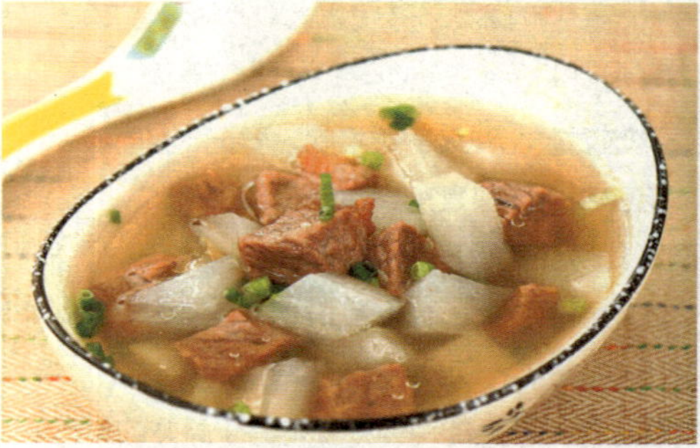

萝卜牛腩汤

材料 白萝卜250克，牛腩200克，葱、姜各适量。

调料 大料、胡椒粉、味精、盐各适量。

做法 ① 白萝卜洗净，去皮，切菱形块；牛腩洗净，切块；葱切末；姜切片，备用。

② 白萝卜块入沸水中汆烫至熟，捞出，沥干，锅中水再次煮沸后放入牛腩块略汆烫，捞出，洗净，沥干。

③ 净锅置火上，加入适量清水煮沸后放入牛腩块、大料、姜片，大火煮沸后转小火煮45分钟，然后放入白萝卜块，再加入胡椒粉、盐、味精煮至熟，最后放入葱末即可。

虾米炒白萝卜丝

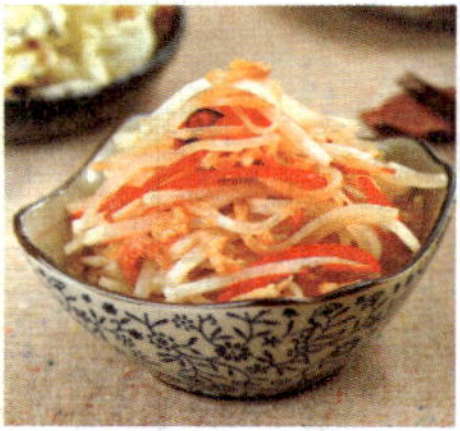

材料 白萝卜丝350克，虾仁50克，姜适量，红椒丝15克。

调料 料酒10克，盐5克，鸡精少许。

做法 ① 将虾仁泡发，洗净；姜洗净，切丝。

② 锅中加水烧沸，下入萝卜丝汆烫一下，沥干。

③ 锅置火上倒油烧热，下白萝卜丝、红椒丝、虾仁，放入姜丝、盐、味精、料酒调味，炒匀出锅装盘即可。

萝卜橙香鸽肉汤

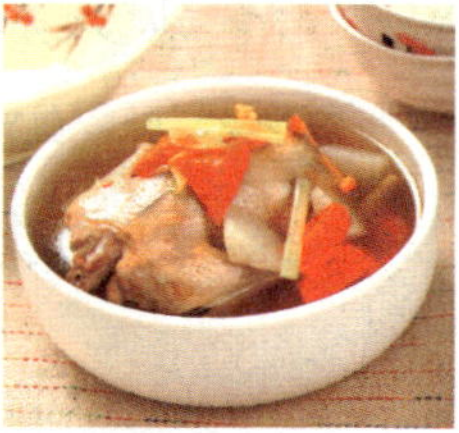

材料 乳鸽1只，白萝卜块、胡萝卜块各100克，姜片、葱丝各适量，橙皮丝少许。

调料 盐、料酒各适量。

做法 ① 乳鸽处理干净后洗净，入沸水中汆烫去血污。

② 锅内加水烧沸，入鸽肉烧沸，再加入姜片、料酒、白萝卜块、胡萝卜块、橙皮丝，煲半小时左右，加盐调味，出锅前入葱丝即成。

方1 番石榴水

番石榴3个（约为500克），蜂蜜少许。将番石榴去外壳，取果肉，加水500毫升，煎至300毫升，去渣，加蜂蜜少许调味。1日内分3次饮用。

方2 消食止泻方

炒芡实、炒扁豆、炒玉米、炒黄豆各等份，焙鸡内金1/4份。将上药共同研极细末，和匀，置干燥处，贮藏备用。每次服15～30克，温开水送服，每日2次，可连服1～2个月。

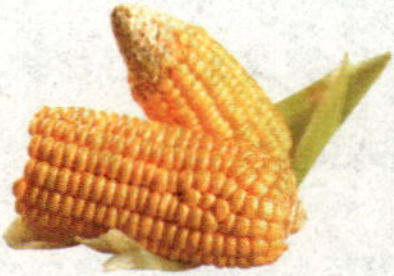

玉米

方3 无花果鲜叶水

无花果鲜叶100克，红糖适量。将无花果鲜叶洗净，切碎，加入红糖同炒研末。以开水送服，1次喝下。

方4 水煮苹果汁

苹果1个（约300克）。把苹果（带皮）切成八九块，放一大碗水，用小火煮，待苹果烂即可。

腹胀

腹胀是相对腹泻而言的，即腹部胀大或胀满不适，可以是腹部一部分胀满、膨隆，也可以是全腹部胀满、膨隆。

主要表现

◎腹胀伴反酸、腹痛、便秘、肛门排气增加。

◎呃逆、呕吐、腹泻。

◎女性多见下腹坠胀、隐痛或钝痛，并呈逐渐加重之势。

病因

胃肠道胀气，腹腔内积液、肿物，脾胃损伤、情志不畅或者是腹部疾病等所致。

推荐食材

白萝卜、红薯、黄豆、土豆、洋葱、圆白菜、山药、菠菜、油菜等。

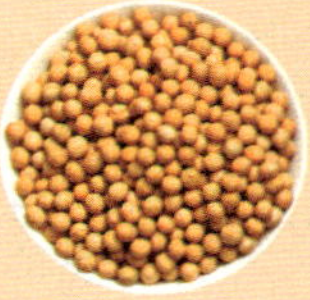

黄豆

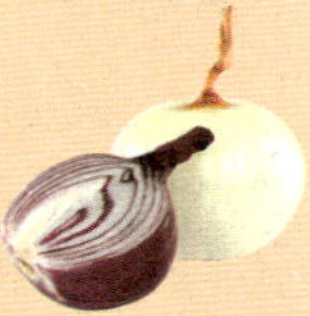

洋葱

少吃高脂肪、过硬等不容易消化的食物

比如肥肉、油炸食品、烧烤食物、蛋糕、炒豆、硬煎饼等，它们在胃肠被消化的时间较长，会发酵产生气体，引发腹胀。

适量吃些高纤维食物

高纤维食物可以帮助肠道蠕动，促进排便通气。但是食用过量也容易在胃肠道生成气体，导致腹胀，所以要适量吃。这些食物包括面食、土豆、豆类、洋葱等。

改变不良的饮食习惯

比如不要吃得太快，不要喝得过猛；不要边走边吃，也不要经常用吸管喝东西，这样容易把空气吸进胃部、腹部，从而引起腹胀。

平时可以多喝点缓解胃肠胀气的茶

比如薄荷茶、柑橘茶、柠檬薄荷茶、藿香姜枣茶、姜葱白茶等。

护养小常识

腹胀者除了在饮食方面要注意外还可以多做一些运动，有助于腹内胀气的排出。

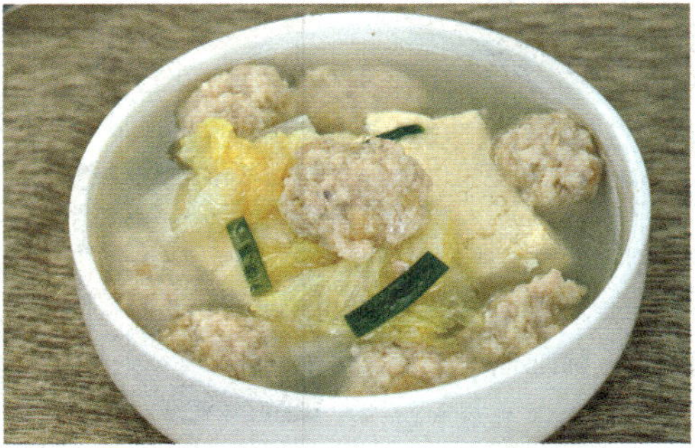

丸子豆腐汤

材料 嫩豆腐2块，猪肉末250克，白菜半颗，草菇末150克，韭菜段少许。

调料 干淀粉适量，盐、味精各少许。

做法 ① 嫩豆腐用清水冲洗干净，切成块；白菜洗净，切成块，备用。

② 猪肉末加入适量盐、干淀粉、草菇末搅拌均匀。

③ 锅置火上，倒入适量水烧开，然后将搅拌好的猪肉末用手虎口处挤成球状，即成丸子，然后放入沸水中煮熟。

④ 然后加入白菜块、嫩豆腐块一起煮至白菜块软化，最后加入盐、味精调味，撒入韭菜段即可。

无油绿豆鸡汤

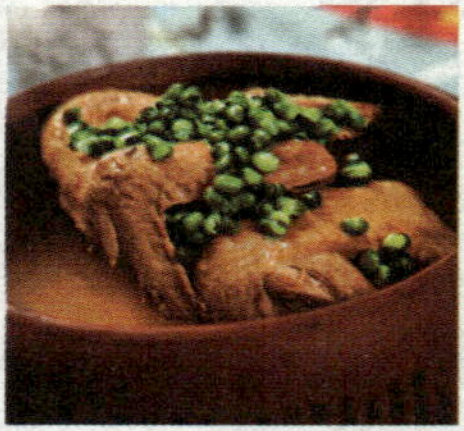

材料 净三黄鸡1只，绿豆适量，葱段、姜片各少许。

调料 盐、料酒各适量。

做法 ① 三黄鸡洗净，入沸水中略汆烫，去除血水，捞起。

② 绿豆入砂锅中加清水浸泡1小时，开火煮沸后再续煮5分钟，放入整鸡，加入料酒、葱段、姜片续煮至绿豆熟，加入少许盐调味即可。

小米面绿豆粥

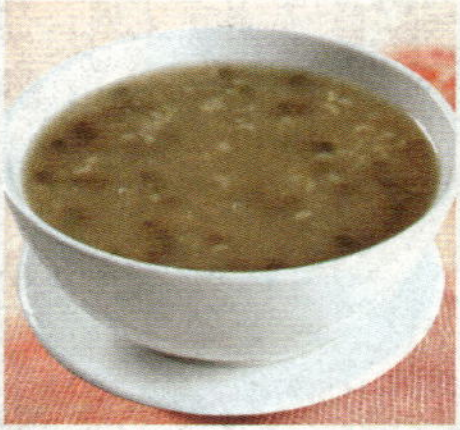

材料 小米面50克，绿豆15克。

调料 盐（白糖）适量。

做法 ① 将绿豆淘洗干净，然后放入锅中加水煮至开花。

② 将小米面用冷水调成糊。

③ 用漏勺撇出绿豆浮皮，慢慢加入调匀的小米面糊，边加边搅拌，搅匀以后用小火煮10～15分钟，撒入盐或糖调味即可食用。

方1 丝瓜叶水

丝瓜叶5片。丝瓜叶洗净，加适量水，用小火熬煮半小时即可。每次一碗。

方2 荸荠萝卜汁

生荸荠20个，白萝卜250克。生荸荠和白萝卜分别洗净，切片，捣成烂泥，榨挤出汁。热服。

方3 陈皮姜水

陈皮10克，姜1块。陈皮洗净，切丝；姜洗净，切末；陈皮丝、姜末放杯中，加入适量沸水冲泡。可以根据个人口味加入适量白糖调味。可代茶饮。

方4 陈皮玫瑰茶

陈皮6克，玫瑰花3克。两种材料加入沸水中冲泡即可。可代茶饮。

方5 砂仁水

砂仁3～5克。捣碎，煎水服，或开水冲泡当茶饮用。

胃痛

胃痛也叫胃脘痛，是指以上腹胃脘部位近心窝处疼痛为主要表现的病症，故又称为“心口痛”，是一种常见病。

主要表现

◎胸闷、胀气。

◎恶心、呕吐。

◎腹泻、胃灼热。

◎呃逆、吐酸水。

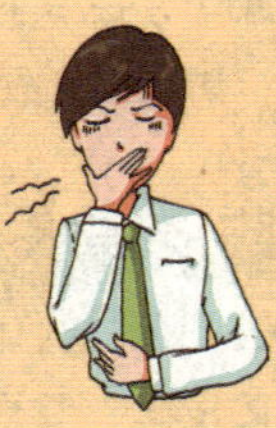

病因

饮食无规律，饮酒、食辛辣食物过多，工作过度紧张，情志不畅，感染外寒，脾胃素虚，胃失和降等所致。

推荐食材

猪瘦肉、牛肉、白菜、西红柿、黄瓜、南瓜、鸡蛋等。

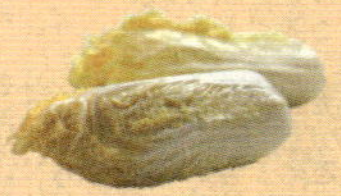

白菜

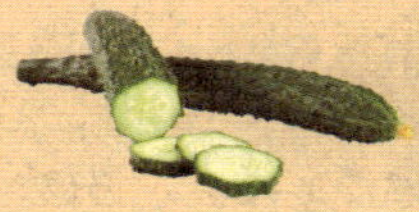

黄瓜

不要吃粗硬的食物

粗硬的食物不容易消化，且会以半处理过的食物形态滞留在胃中，从而使胃痛，并会导致口臭，还会胃胀。

要多吃些清淡、容易消化的食物

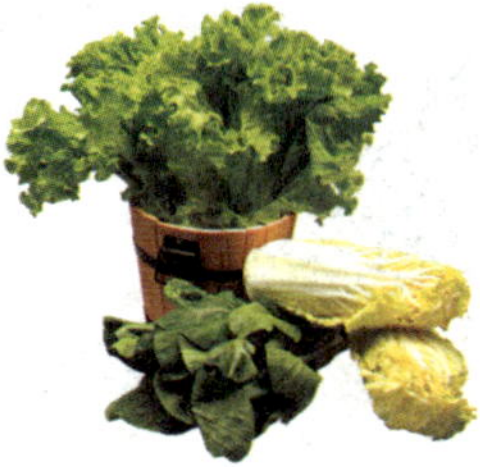

不要吃肥甘厚腻的食物，脾胃会因疲于消化它们而受伤，从而胃痛。

不要喝酒，不要吃生冷、辛辣食物

因为它们会刺激胃肠，不仅不能减轻胃痛，还能使胃更痛。

要少食多餐，饮食有规律

不要饥一顿，饱一顿，饮食要有规律，否则极易造成胃气不和，从而胃痛。

护养小常识

容易胃痛者在平常尽量穿舒适宽松的衣服，以避免腹部受压，造成胃部不适；在胃痛时，尽量把皮带松开，这样可以让腹部舒服一点。

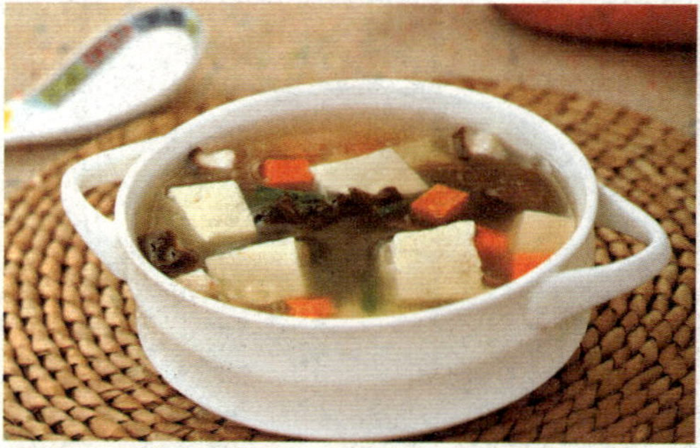

四色豆腐汤

材料 嫩豆腐250克，香菇丁50克，胡萝卜丁、黑木耳、葱段、姜末各适量。

调料 高汤750毫升，花椒油、盐、水淀粉各适量，味精少许。

做法 ① 嫩豆腐切块；黑木耳泡发，洗净，撕小朵。

② 油锅烧热，爆香葱段、姜末后，倒入高汤，然后放入嫩豆腐块略煮。

③ 再放入香菇丁、胡萝卜丁、黑木耳，煮沸后撇去浮沫。

④ 接着调入盐、味精，加水淀粉勾芡，最后淋入花椒油即可。

豆腐平菇汤

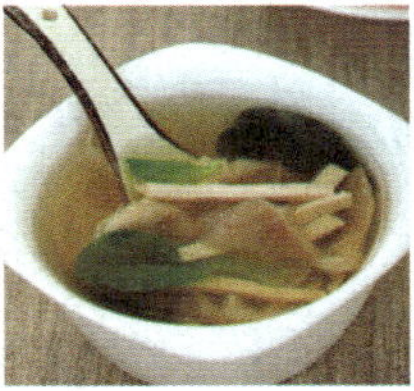

材料 平菇、豆腐丝各150克，油菜心100克。

调料 香油、盐各适量，味精少许。

做法 ① 平菇去蒂洗净，撕条；油菜心洗净，备用。

② 锅置火上，加入适量清水，煮沸后放入平菇条、豆腐丝、油菜心，煮至材料熟透。

③ 用盐、味精调味，最后淋入香油即可。

黑豆猪蹄汤

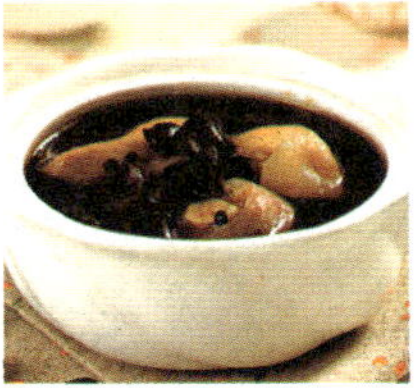

材料 猪蹄500克，黑豆50克，王不留行10克。

调料 黄酒适量，盐少许。

做法 ① 猪蹄洗净剁成5厘米左右的方块，沸水汆烫；黑豆泡水3小时备用。

② 猪蹄、黑豆入锅，加水、黄酒和王不留行，以中火煮开再转小火约煮1小时。

③ 待猪蹄熟烂后，加盐煮滚后即可熄火。

方1 鲜姜葱头

鲜姜30克，葱头3个，白酒少许。将鲜姜洗净，然后和葱头共捣烂成泥状，加入几滴白酒调匀即可。将泥状物敷于胃痛处的皮肤上，用一块干毛巾覆盖，再将热水袋平放在干毛巾上，使温热感逐渐向胃痛部位传导，一般3～5次便可见效。

方2 威灵仙鸡蛋汤

威灵仙30克，鸡蛋1个，红糖适量。将威灵仙水煎去渣，加入打散的鸡蛋、红糖一并煮熟即可。温服。

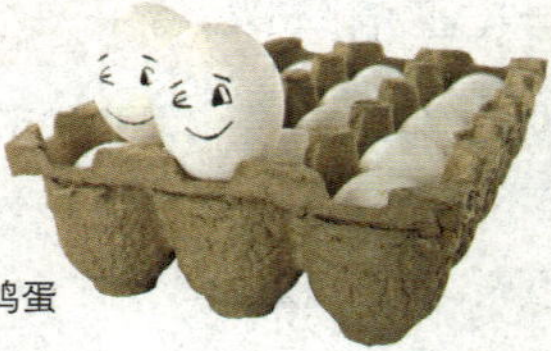

鸡蛋

方3 生土豆汁

土豆适量。清净后擦碎，用纱布滤汁。空腹时饮用。每日3次，每次2小匙。

便秘

便秘指以大便秘结、排便周期延长或周期不长，排便艰难等为主要临床表现的一种病证。一旦发生便秘，尤其是比较严重的、持续时间较长的便秘，应及时到医院做检查，以防止耽误病情。

主要表现

◎排便次数明显减少，每2～3日或更长时间一次。

◎排便无规律。

◎粪质干硬，常伴有排便困难。

病因

吃得过于精细、饮水不足、饮食无规律、饮食不当、情志不畅等使肠蠕动功能减弱、大肠传导功能失常所致。

推荐食材

豆芽、韭菜、麦芽、糙米、玉米、无花果、甜瓜、梨、草莓、核桃、杏仁、腰果、花生、豆腐、白萝卜、洋葱、蒜苗等。

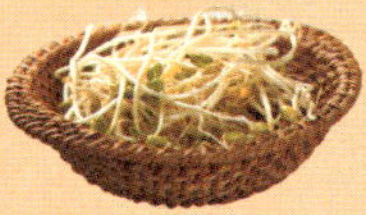

豆芽

忌烟酒及辛辣刺激性食物

它们会使肠道蠕动异常，从而导致大便不畅。

三餐要有规律，不要暴饮暴食。

规律饮食，可以维护胃肠的正常运作，达到正常的消化作用，减轻肠胃负担，从而减少便秘现象的发生。

多喝水

多喝水可以达到滋润胃肠的功效，从而缓解便秘。

增加纤维、脂肪酸、B族维生素及能产气的食物的摄入量

因为它们能刺激肠道蠕动，使粪便能正常通行，并排出体外，故常食对便秘者有很大的益处。

护养小常识

便秘者除了在饮食方面进行调节外，还可以做一些简单的按摩，例如，患者取仰卧位，将双手叠加按于腹部，按顺时针方向做环形按摩，力度要适当，不要过大，动作要舒缓，按摩约5分钟即可。

水果面包粥

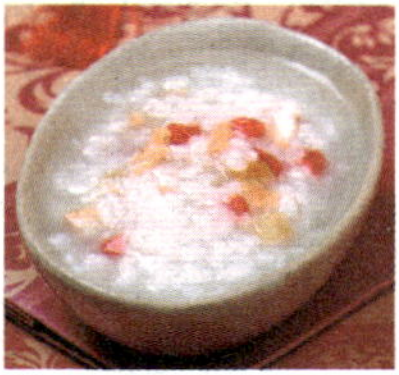

材料 普通面包1/3个，大米50克，切碎的苹果、哈密瓜、西瓜各适量。

调料 蜂蜜适量。

做法 ① 将大米淘洗干净，用清水浸泡30分钟，捞出，沥干水分，放入锅中用大火煮开。

② 面包切成小碎块，与切碎的水果一起放入锅内大火煮开后再改用小火，煮软即可。食用时调入蜂蜜。

香油豌豆

材料 豌豆300克，葱、蒜各适量。

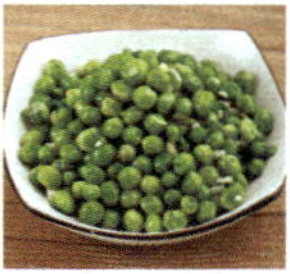

调料 香油、盐各少许。

做法 ① 将豌豆洗净，用清水泡软；葱、蒜分别洗净，切成末。

② 锅置火上烧热，下入豌豆炒熟，再加入水煮5分钟。

③ 将煮好的豌豆盛出，加入香油、盐和葱末、蒜末拌匀即可。

方1 麻油拌菠菜

新鲜菠菜250克，盐、麻油少许。将菠菜洗净，待锅中水煮沸，放入盐，再把菠菜放入沸水中汆烫约3分钟取出，加入麻油拌匀即成。佐餐食用。

方2 二仁芝麻丸

火麻仁、杏仁、芝麻各等份，白蜜适量。三味药共研细末，用白蜜炼为丸，如枣大。每日服2～3丸，温开水送下。本方中的白蜜也可以用其他蜂蜜代替。

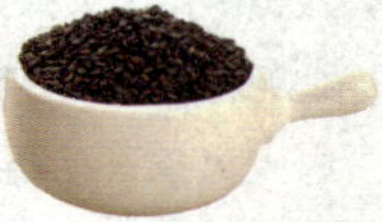

芝麻

方3 蜜糖金银花饮

蜜糖30克，金银花15克。先将金银花水煎，去渣放凉，分次加入蜜糖，溶化后饮用。煎时不宜太浓，一般煎成两碗金银花汁，贮存于瓶中，喝时冲蜜糖。每日1剂，每次1碗。

方4 白萝卜蜂蜜汁

新鲜白萝卜250克，蜂蜜适量。白萝卜洗净后绞汁，兑入蜂蜜，空腹时1次服下，每日1次。

便血

便血是指血液从肛门排出，属于消化道疾病，多见于下消化道中结肠与直肠的出血，上消化道也会便血，但这种情况少见。

主要表现

◎排出较鲜红血块。

◎血与粪便混杂呈酱红色。

◎呕血、贫血、心悸、乏力。

◎大便呈黑色或棕黑色或暗红色，甚至鲜红色或紫红色。

◎排便后滴血。

病因

多由下消化道疾病、下消化道血管病变、全身性疾病、饮食不当、不良排便习惯、酒色所伤，或长期忧思郁怒，使脾胃功能受损所致。

推荐食材

黄豆、红豆、绿豆、白菜、韭菜、芹菜、香蕉、菠菜、油菜、白萝卜、西红柿、黄瓜、大米、小麦、玉米、苹果、梨、山楂、杨梅等。

多吃些富含纤维素的蔬菜和水果

多吃富含膳食纤维的食物和水果，可以很好地促进肠胃的蠕动，滋润肠道，减轻胃肠的负担。

吃好早餐，有助于排便

吃好早餐，能保养胃肠，有助于排便；另外，每天早晨喝适量凉开水、蜂蜜水、温盐水，也有利于润肠通便。

忌烟酒、刺激性食物

因为它们会使肠黏膜充血、水肿，加重便血，所以便血患者一定要戒烟酒，尤其在治疗期间，可吃些容易消化的清淡食品。

忌用活血化瘀药

因为此种药会造成出血不止，所以，要吃些对症的止血药。

护养小常识

在日常生活中，要尽量避免久坐久立久行和劳累过度，养成定时排便的习惯，保持豁达的心态，规律饮食，这样可以避免便血现象的产出，减少便血带来的痛苦。

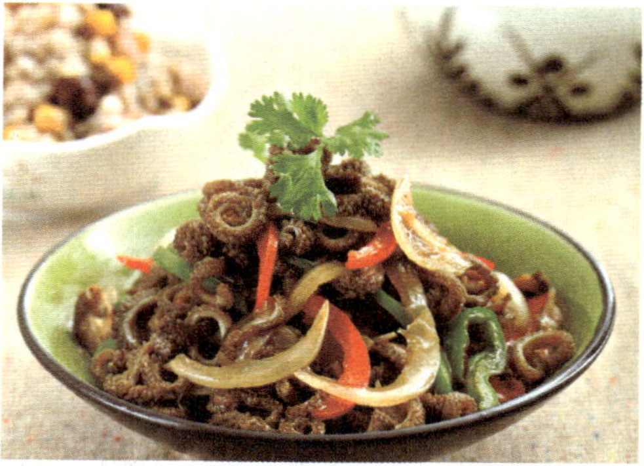

爆炒羊肚

材料 羊肚200克，洋葱300克，葱、姜、蒜各10克，青、红椒各15克，香菜叶少许。

调料 盐5克，白糖、酱油各少许。

做法 ①羊肚洗净；姜、蒜洗净切片；葱切段；洋葱、青椒、红椒均洗净切丝。

②将羊肚切成丝，入锅内煮熟。

③锅内倒油烧热，下入葱段、蒜片、姜片炒香，加入洋葱丝、青椒丝、红椒丝爆炒，再下入羊肚丝炒香。

④放入调料，炒至入味，撒香菜叶即可。

爱心寿司

材料 紫菜10克，火腿1根，米饭、黄瓜各100克，鳗鱼片80克。

调料 盐少许。

做法 ①鳗鱼片切成块状，备用。

②将火腿和洗净的黄瓜分别切成小条，放入沸水中汆烫，用盐、油调味。

③在竹帘上铺一层紫菜和一层米饭压实。

④在米饭上摆上火腿条、黄瓜条，然后卷起来。

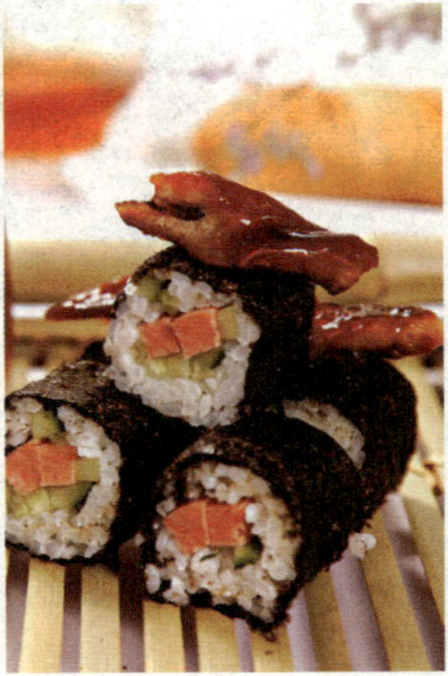

⑤用保鲜膜将其包住，冷冻后切成10厘米左右的段，用微波炉加热。

⑥取出，点缀上鳗鱼片块即可。

营养分析 黄瓜有清热解毒的功效；紫菜可以清热利水，该寿司适宜便血患者食用。

方1 槐花茶

小槐花10克。将小槐花加适量水共煎或直接用开水冲泡。代茶饮，早晚分服。

方2 地锦草水

地锦草50克。地锦草洗净，用水煎煮服用。每日2次。

方3 大蓟薏根茶

大蓟根9克，薏米根18克。上两味药用沸水冲泡，代茶饮。

方4 豆腐渣红糖水

豆腐渣、红糖各适量。将豆腐渣炒焦，捣烂成泥即可。喝时用红糖水送服。每次6～9克，每日2次。

方5 僵蚕莲藕汤

莲藕500克，僵蚕7个，红糖120克。将藕洗净，切碎后与僵蚕同煮，熟后加红糖调味，即可。

痢疾

痢疾属于急性肠道传染病之一，是指感染痢疾杆菌，以腹痛、腹泻、里急后重、大便脓血为特征的一种疾病，多发于夏秋季节。

主要表现

◎腹痛腹泻。

◎大便脓血。

◎恶寒发热。

◎便下黏腻白物，或为黄赤色或纯赤色，或赤白杂下。

病因

外感疫毒、湿热、寒湿等邪气，内侵胃肠而发病。或见饮食不洁者损伤脾胃，邪气内蕴，与肠中腐浊相搏结，而致本病。

推荐食材

小米、玉米、草鱼、山药、蘑菇、西蓝花、胡萝卜、黄豆、黑豆、青豆、黑米、紫米、榛子、莲子、桂圆、木瓜等。

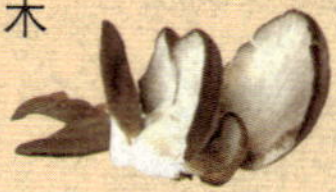

●蘑菇

饮食要有规律，膳食要均衡

饮食要有节制，不要吃过于肥甘厚味、多渣、刺激性、易产气的食物，因为它们不但不利于消化，还会增加胃肠负担。

夏天不要过量吃生冷的瓜果和凉拌的冷食

比如冰镇的西瓜，对脾胃伤害很大，所以要少吃。街头巷尾凉拌的冷食也要少吃，以免感染痢疾杆菌。此外，还要避免喝生水，可以多喝开水，因为开水有抑菌的作用。

一定要养成良好的卫生习惯和饮食习惯

◎饭前、便后、去公共场合后要勤洗手，以免病从口入，使病情加重。

◎吃新鲜蔬果时，一定要清洗干净，以免残留在蔬果上的农药进入体内。

◎要有自己专用的碗筷，以防被痢疾患者传染。

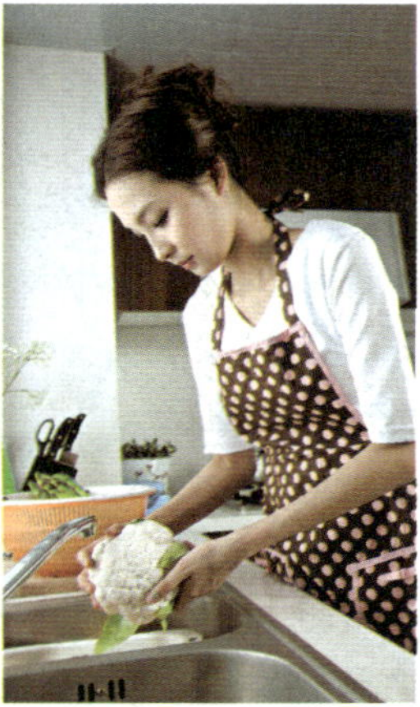

花生奶露

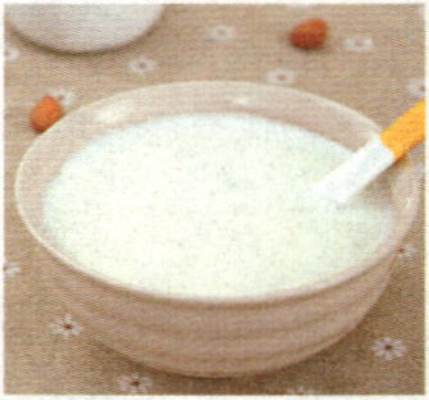

材料 花生仁80克。

调料 牛奶200毫升，白糖适量。

做法 ① 花生仁入沸水中煮开，捞出，剥皮，与牛奶一同搅打成浆。

② 将做法①中的花生奶浆过筛，把剩下的花生渣再次放入搅拌机中，倒入适量清水，继续搅拌之后，再过筛。

③ 将两次的花生混合。入锅中煮沸，加白糖即可。

桂圆鹌鹑蛋汤

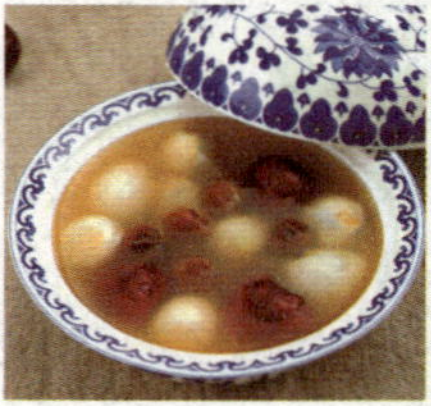

材料 樱桃4个，鹌鹑蛋8个，桂圆50克。

调料 盐少量。

做法 ① 鹌鹑蛋煮熟，去壳，备用。

② 锅烧热加入清水，放入鹌鹑蛋、桂圆肉、盐煮透，点缀上樱桃即可。

方1 马齿苋绿豆汤

马齿苋120克，绿豆30克。加水煎煮，取药汁。每日1剂，连服3～4剂。

方2 醋煮鸡蛋

鸡蛋2个，醋100克。将鸡蛋放入砂锅中，加清水略煮，打碎蛋壳，再加醋，小火煮至熟透。剥壳蘸醋食之。痢疾初起者不宜食用。

方3 乌梅蜂蜜饮

乌梅500克，蜂蜜250毫升。将乌梅放入锅中，加水2000毫升，煎至1000毫升，取汁加入蜂蜜即成。每日服3次，每次服30毫升。

方4 鸡内金萝卜水

鸡内金20克，白萝卜500克。将白萝卜切碎后白水煮10分钟，用煮萝卜的水煎鸡内金口服，每日2次。

方5 槟榔马齿苋水

槟榔10克，马齿苋10克。煎水代茶饮。

痔疮

痔疮常是持续用力排便，使肛门直肠底部及肛门黏膜的静脉丛压力反复升高，致使静脉肿大的一种慢性疾病。痔疮属于很常见的肛肠科疾病，具有反复发作、难以治愈的特点。

主要表现

◎出现便血的症状，并伴有潮湿瘙痒。
◎肿物脱出、直肠坠痛，行走困难。
◎肛门流出分泌物。
◎肛门部位肿胀，并伴有疼痛。

病因

遗传；久站或久坐，长期负重远行；饮食不节、饮食习惯不良；个人卫生、排便习惯不良；长期便秘或泄泻。

推荐食材

紫菜、裙带菜、白菜、茶树菇、黑木耳、黑豆、绿豆、红豆、核桃、红茶、干薄荷、小麦、大麦、银耳、菠菜、芹菜、茭白、香蕉、苹果、西瓜、梨等。

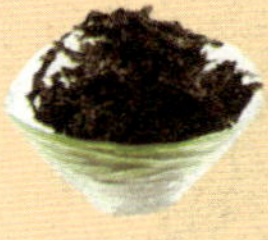

● 紫菜

不要过量饮酒和多吃辛辣刺激食物

因为它们会刺激肛门和直肠，使痔静脉丛充血，以致降低静脉壁的抵抗力。所以尽量少喝酒，少吃辛辣刺激的食物，如辣椒、辣酱、茴香、咖啡、可乐等。

多吃些新鲜的蔬菜水果

因为它们既可润肠通便，又可减轻痔静脉的充血扩张。

少吃肥甘肉厚食物

过油、腌渍、熏制食品，都不容易消化，也不利于排便，所以要少吃。尤其是刚做过痔疮手术的人，一定要吃得清淡些。

养成良好的饮食习惯

一日三餐最好定时定量，一次不要吃得过饱，八分饱即可。不要暴饮暴食，也不要忍饥挨饿，否则会使胃肠道功能紊乱。

护养小常识

痔疮患者在平时可以多做一些运动，尤其是久坐者，这样对痔疮的发展有很好的抑制作用，而且注意肛门部的清洁也是非常必要的。

味噌汤

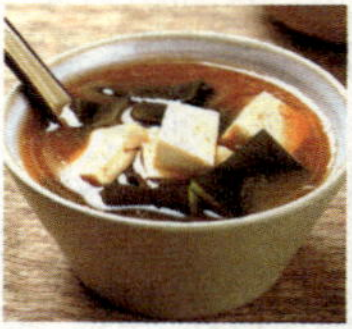

材料 海带150克，内酯豆腐100克。

调料 味噌汁适量。

做法 ① 内酯豆腐切小块。
② 海带泡发，下入热水锅中煮至软熟，放入内酯豆腐块继续煮1分钟。
③ 倒入味噌汁搅匀，煮开后立即关火即可。

马蹄紫菜汤

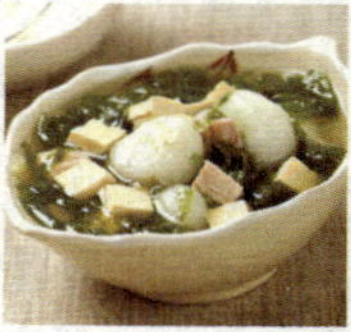

材料 猪瘦肉、紫菜各100克，马蹄8个，豆腐、姜片各适量。

调料 盐适量。

做法 ① 紫菜浸透泡发，淘洗干净；豆腐洗净，切块；马蹄去皮后与猪瘦肉分别洗净，猪瘦肉切块，备用。
② 锅中加入适量的清水，大火烧沸，入马蹄、豆腐块、紫菜、猪瘦肉块、姜片后继续煮5分钟，然后改小火继续煲半小时，出锅前加盐搅匀即成。

方1 菠菜猪血汤

鲜菠菜250克，猪血200克。盐、味精各适量。菠菜洗净，切碎；猪血洗净，切块；两者加水共同做汤；最后加盐、味精调味即可。每日或隔日1次。

方2 胡萝卜蜂蜜方

胡萝卜300克，蜂蜜适量。胡萝卜洗净，切块，加水煮熟；蘸蜂蜜食用即可，每日2次。

方3 无花果方

无花果干6个。放入温水中浸泡一夜，第二天起床后连水一并喝下去。

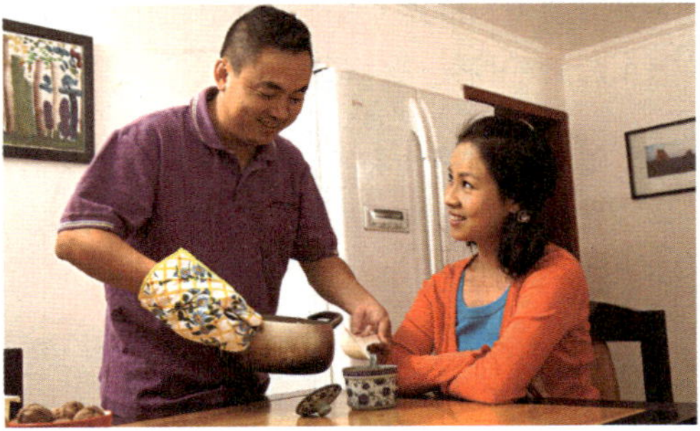

肠痈

肠痈，即多指现代的阑尾炎，是指由于多种因素致使胃肠部运化功能失职，湿热邪毒内蕴于肠而发。肠痈有慢性与急性之分。其中以青年最为常见。

主要表现

◎右下腹部持续性疼痛，按压时腹部很硬很痛。

◎体温升高。

◎头痛，食欲不振，全身无力，恶心，呕吐，腹胀，腹泻。

病因

病因一般为阑尾腔内细菌所致的感染。另外，腹泻、便秘等胃肠道功能障碍也可能是引起阑尾炎的一些病因。

推荐食材

鸡肉、猪肝、猪心、鲫鱼、带鱼、泥鳅、紫菜、黄豆芽、花生、红豆、绿豆、小米、玉米、苹果、猕猴桃、大枣、芝麻、莲子、苦瓜、燕麦片、大麦、玉米、荞麦、红薯、魔芋、竹笋等。

饮食要有规律

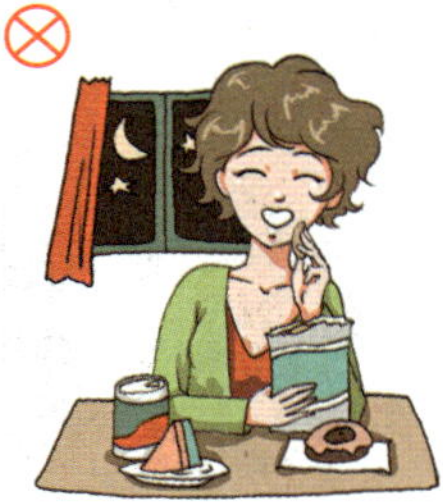

一日三餐尽量要定时，不要饥饱无常，否则会增加胃肠负担，使胃肠道排空失去规律性，从而使肠道正常蠕动功能出现紊乱。

不要吃生冷、过硬、刺激性的食物

因为它们会刺激胃肠，难以被消化，会导致胃肠功能紊乱。

一定要细嚼慢咽

这样可以减少食物的残渣进入盲肠。

饮食宜清淡，多吃富含膳食纤维以及具有清热解毒作用的食物

因为它们可以使大便保持通畅。

护养小常识

在日常生活中要增强体质，讲究卫生，规律作息，规律并合理地饮食，不要受凉，这样可以在一定程度上预防阑尾炎。

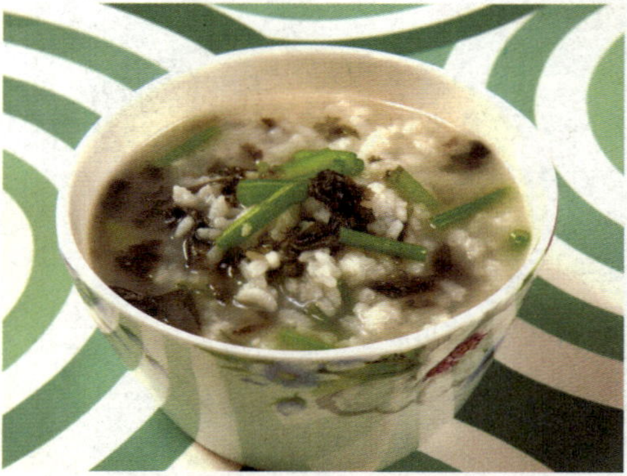

芹菜紫菜粥

材料 大米100克，紫菜50克，芹菜段、姜丝各适量。

调料 料酒适量；盐、鸡精、酱油、香油、胡椒粉各少许；高汤适量。

做法 ① 将紫菜放入水中浸泡至软，捞出，沥干水分后再加入料酒汆烫后捞出。

② 大米洗净，入水中浸泡约半小时，捞出，入锅加适量高汤熬煮。

③ 粥内放入紫菜、盐、鸡精、酱油、香油、胡椒粉煮开，再加入芹菜段、姜丝稍煮即可。

芡实莲子薏米汤

材料 猪小肠500克，芡实、干品莲子、薏米各100克，茯苓、山药各50克。

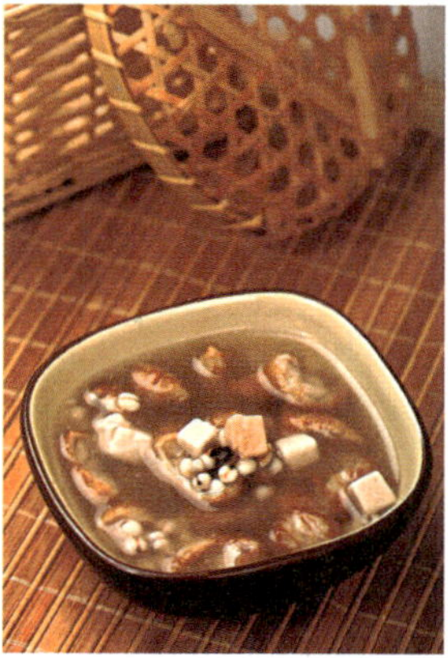

调料 盐少许，米酒30毫升。

做法 ①将小肠洗净，处理干净，放入沸水中汆烫，捞出，剪成小段，备用。

②将芡实、茯苓、山药、莲子、薏米洗净。

③泡好的中药、薏米与备好的小肠段一起放入锅中，加水至盖过所有材料。

④大火煮沸改小火炖煮约半小时。快熟时加盐调味，淋上米酒即可。

营养分析 莲子有清热的功效，茯苓、山药、薏米有健脾利湿之效，对利小便有辅助作用，故该汤适宜肠痈患者食用。

方1 紫花地丁方

紫花地丁30克，黄酒1碗。紫花地丁、黄酒一起水煎，煎至半碗的量即可。

方2 薏米汤

薏米100克。薏米浸泡至软，加适量水煮熟，稀稠适中，分1～2次服食，每日1剂。

方3 紫花地丁水

紫花地丁30克。用水煎煮。分3～4次服，每日1剂。

方4 菊花水

鲜野菊花60克。用水煎煮。分3～4次服，每日1剂。

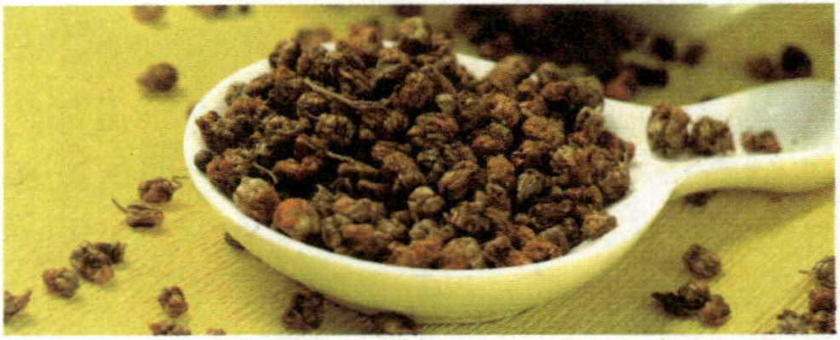

慢性胃炎

胃炎是指胃黏膜的炎症，可根据症状急缓分为急性和慢性。慢性胃炎是指由不同病因所引起的一种胃黏膜慢性炎症，属中医学“胃痛”“痞满”“吞酸”“嘈杂”“纳呆”等病范畴。疼痛发作无规律，食后尤甚。

主要表现

◎消化不良、恶心、呕吐、嗳气。

◎呕血、便血。

◎反复发作、病程漫长。

◎上腹部持续性不适、饱胀或疼痛，餐后尤为明显。

病因

常因冷食、硬食、辛辣或其他刺激性食物、幽门螺杆菌感染等引起症状或使症状加重。

推荐食材

百合、春笋、圆白菜、南瓜、干贝、鲫鱼、鲢鱼、鸡腿、鸡肝、鸡心、绿豆芽、玉米、莲子、梨、桃等。

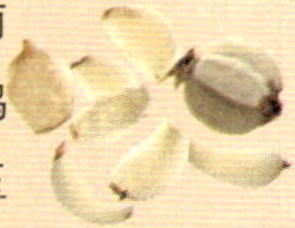
百合

饮食要有规律，注意细嚼慢咽

吃饭前、吃饭时不要喝很多水，以防冲淡胃液；同时，吃饭时不要看书报，否则会影响胃肠的消化。

忌辛辣、刺激性食物

因为它们对胃肠有化学刺激，容易导致溃疡。本病禁忌的食物有浓茶、咖啡、酒、辛辣调味品、辣椒、过甜食物、过硬食物、过咸食物、生冷食物、含粗纤维素较多的食物等。

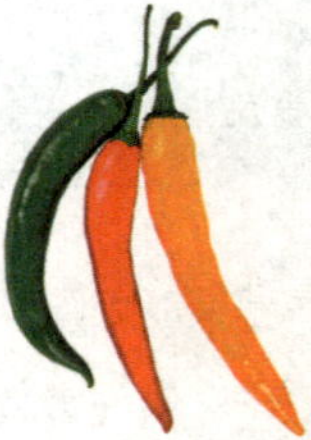

辣椒

饮食以易消化的软食为主，营养要均衡

患者也可根据自己多年的饮食习惯和经验，总结出一套最适合自己胃肠的菜谱，一般认为粥汤最养胃。

饮食上要清淡，食材要保持新鲜

慢性胃炎患者所食食物均应新鲜，不宜存放过久。而且要吃清淡少油的膳食，因为清淡膳食既易于消化吸收，又利于胃病的康复。

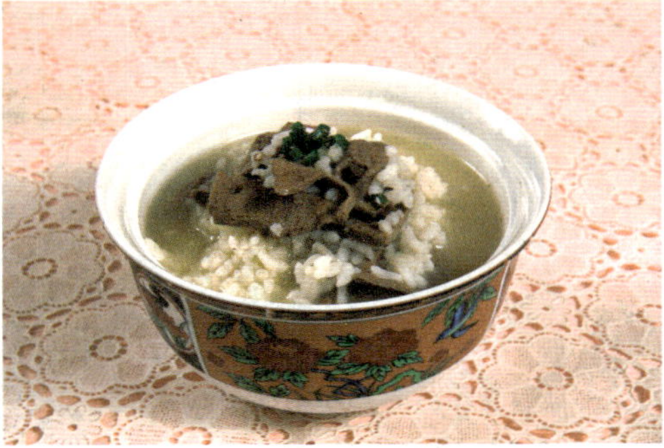

猪肝粥

材料 大米100克,猪肝200克,姜末、葱末各适量。

调料 高汤适量;料酒、盐、水淀粉各少许;盐、鸡精、胡椒粉、香油各适量。

做法 ① 大米洗净,浸泡约半小时,加入高汤熬煮成粥。

② 猪肝洗净切片,拌入料酒、盐、水淀粉,汆烫后捞出。

③ 在大米粥内放入猪肝片,加盐、鸡精、胡椒粉、香油调味后,再撒上葱末及姜末即可。

营养分析 常食猪肝可以养肝明目,常食该粥对肝气犯胃型慢性胃炎有很好的改善作用。

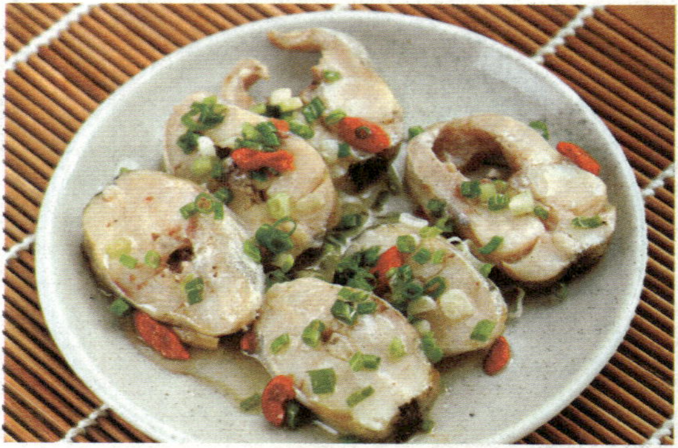

蒸鳕鱼

材料 鳕鱼300克，枸杞子适量，姜15克，葱10克。

调料 盐、味精各少许。

做法 ① 枸杞子泡发，洗净；葱洗净，切末；姜洗净，切片。

② 鳕鱼洗净后用盐、味精腌渍8分钟。

③ 鳕鱼装入盘中，铺上枸杞子、姜片，上锅蒸8分钟至熟。

④ 撒上葱末，浇上热油即可。

营养分析 鳕鱼有活血止痛的功效；姜有温中散寒的功效，故该菜适宜慢性胃炎患者食用。

方1 陈皮水

陈皮适量。把陈皮洗净，切长条，用沸水浸泡一天。兑开水饮用。每日3次，每3日更换一次陈皮。

方2 蒲公英煎剂

干蒲公英根2克（鲜品6克）。加水2碗，熬至1碗。每日1剂，分2次服用，餐后服用，不可间断，坚持1个月即可见效。适于肝肾郁热型胃炎。

方3 陈皮芝麻水

红糖500克，黑芝麻250克，九制陈皮2袋。将以上三味和匀，研成细末。每日3次，每次1小匙（约6克），用开水冲服。

方4 柿子松子水

柿干5片，松子适量。将柿干切块，加适量水大火煮沸，放松子，中火焖煮约3分钟，喝汤即可。

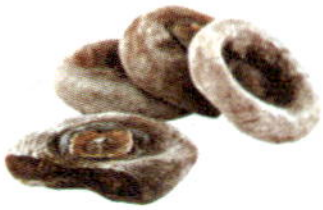

柿干

急性胃炎

急性胃炎是由多种原因引起的胃壁或者胃黏膜的急性炎症，多见于青壮年，且男性发病率明显高于女性。此病因病因不同而有不同的临床表现。临床上常见的是急性单纯性胃炎，多由饮食不洁所引起。

主要表现

◎上腹部不适、疼痛。

◎消化不良、恶心、呕吐、嗳气。

◎严重时会呕血、泻下黑粪。

◎失水、中毒及休克等。

病因

酗酒、服刺激性药物和食物；细菌、病毒感染，饮食不洁。

推荐食材

小白菜、莲藕、竹荪、胡萝卜、牛肝菌、黄豆、黑芝麻、莲子、乌鸡、鸡胗、猪腰、带鱼、鲶鱼等。

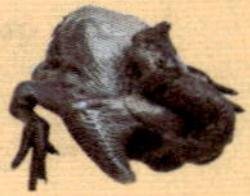

乌鸡

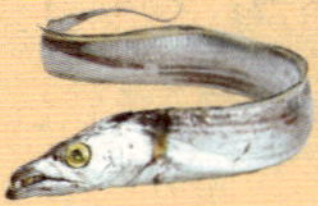

带鱼

一定要注意饮食的卫生

避免吃不干净、过夜的食物，以防感染细菌、病毒。

不要吃刺激性食物

戒烟限酒，20度以上的酒要禁喝；胡椒、浓茶、辣椒、洋葱、蒜、芥末、咖啡、可可等，要少吃或不吃，因为它们对胃黏膜刺激性很大，不仅会加重病情，还可能造成恶变。

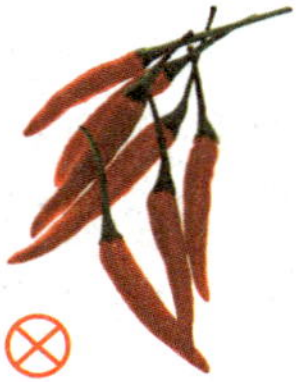

● 辣椒

多吃些软食、低脂、容易消化的食物

比如粥类、面条、面汤、汤羹类。急性期要禁喝牛奶，纤维高的蔬果也要禁食。

饮食要有规律

应以饮食规律，勿过饥过饱，少食多餐为原则。每日以4～5餐，每餐以六七成饱为佳。

护养小常识

在日常生活中要保持良好的心态，饮食要规律，不要暴饮暴食，这样可以让胃肠保持良好的状态。

甜脆银耳盅

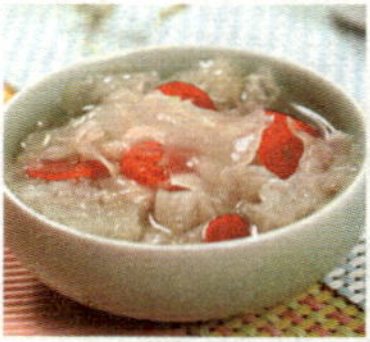

材料 水发银耳20克，红樱桃3颗（切片）。

调料 白糖、香油各适量。

做法 ①将锅置于火上，加适量清水，放入银耳、白糖，大火烧开，再改用小火炖至银耳软烂。

②取几个小碗洗净，擦干水，抹上香油，放入樱桃片，倒入熬好的银耳汤即可。

木瓜银耳糖水

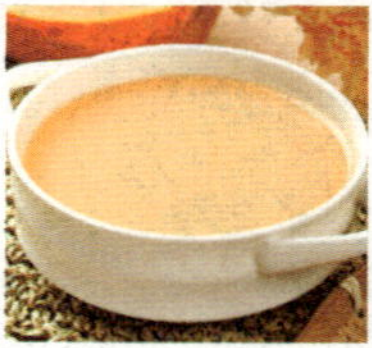

材料 木瓜500克，银耳、枸杞子各30克。

调料 冰糖适量。

做法 ①银耳用冷水泡发，去掉黄色的蒂部，撕成小朵；木瓜去皮去籽，切成小块。

②银耳放入砂锅中，加入足量冷水，大火煮开，调成小火焖煮半小时，加入冰糖继续煲煮至汤汁黏稠。

③汤中加入木瓜、枸杞子一起煲煮10分钟即可。

方1 桂圆核水

桂圆核适量。将桂圆核焙干研成细粉。每次25克，每日2次，白开水送服。

方2 红糖枣树皮水

红糖15克，枣树皮20克。枣树皮用水煎煮，滤渣取汁；加红糖调味即可，每日1次。

方3 罗汉果茶

罗汉果适量。先将罗汉果打碎后放入杯中，再以开水冲泡。代茶饮。

方4 莱菔鸡内金

炒莱菔子、鸡内金各10克。将两者共研为细末，分3次吞咽服用。此方适合食滞胃脘型急性胃炎患者食用。

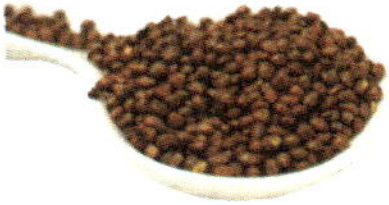

● 莱菔子

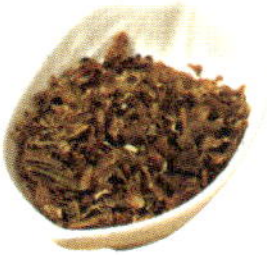

● 鸡内金

胃及十二指肠溃疡

胃及十二指肠溃疡又称消化性溃疡，是指在胃壁或十二指肠壁造成损伤或溃烂。本病发病隐秘，且具有反复发作的特点。临床表现以节律性上腹痛、吞酸为特点。

主要表现

◎上腹部灼痛，特别是在两顿饭之间。

◎头昏、眼花、消化不良。

◎腹胀，腹痛，伴有恶心、呕吐、嗳气等症状。

◎反酸，呕吐于餐后30～60分钟后发生。

病因

饮食不节，服药不当，脾胃受伤；或情志不畅，肝气犯胃；或劳倦过度，损伤脾气，导致脾胃功能失调；幽门螺杆菌感染等因素导致。

推荐食材

山药、莲子、谷物、薏米、山楂、香蕉、大枣、板栗、鲜嫩肉类、牛奶、大豆、扁豆、豆制品、蒜等。

避免食用不易消化的食物

应避免食用不易消化的食物，比如香料、浓茶、咖啡、油炸食品、黄豆、韭菜等。

要有规律地用餐，细嚼慢咽

三餐要定时定量，可以少食多餐。这样既中和了胃酸，也没有刺激到胃肠。

多吃富含蛋白质和维生素的食物

此类食物可以促进溃疡面的愈合。如鸡蛋、鱼等。

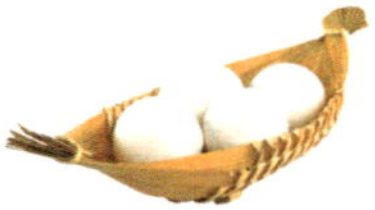

● 鸡蛋

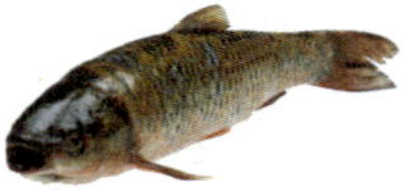

● 草鱼

选用胃肠容易消化的烹调方式

多用煮、炖、蒸、烧等烹调方式，少用或不用煎炸、腌腊、凉拌等烹调方式。

护养小常识

在日常生活要避免吸烟，吸烟既影响溃疡愈合，又会促进溃疡复发，戒烟可以预防胃及十二指肠溃疡的发生。

豆浆鲜菇汤

材料 豆浆500毫升，蘑菇80克。

调料 白糖适量。

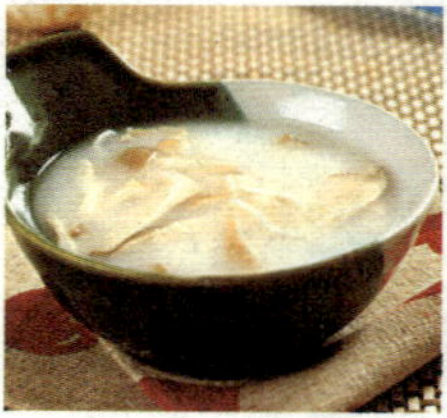

做法 ①蘑菇洗净，捞出沥干水分，撕成片。

②锅置于火上，烧至五成热，放入鲜菇片翻炒至八分熟，倒入豆浆，小火慢煮5分钟左右。

③食用时依照个人口味加少许白糖即可。

冰糖鲜百合

材料 百合300克。

调料 冰糖20克。

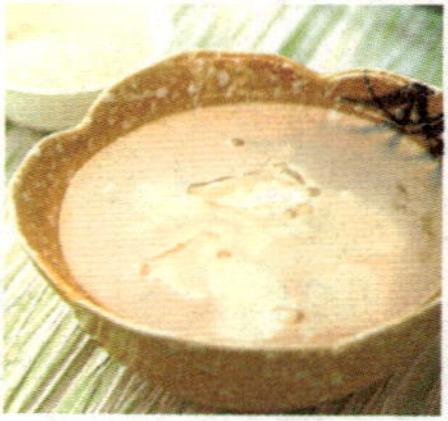

做法 ①百合泡发，洗净，逐片削去黄尖，用手撕成细片，备用。

②锅中加水烧开后，放入百合片，汆烫至熟透，捞出装入碗中，加入冰糖，上笼蒸煮2分钟后取出即可。

方1 鸡内金饮

鸡内金100克。将鸡内金微炒，研为细末即可。每次5克，温开水加入蜂蜜送服，早晚餐前1小时服用。每日2次。适合食滞胃脘者食用。

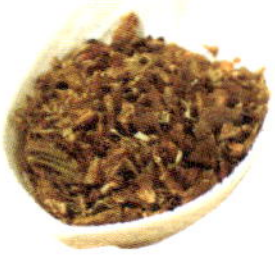

鸡内金

方2 牛奶花生仁汤

纯牛奶200毫升，花生仁50克，蜂蜜30毫升。将花生仁浸泡至软，捞出，捣烂；牛奶入锅煮沸，加入捣烂的花生仁，再煮沸，倒入碗中，晾凉，调入蜂蜜即可。每日1剂，睡前食用。适合脾胃虚弱者食用。

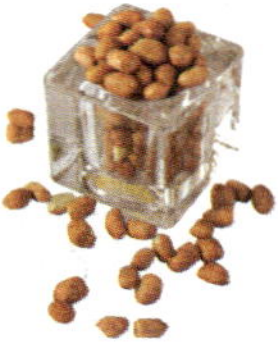

花生仁

方3 旱莲大枣饮

旱莲草50克，大枣10颗，红糖适量。旱莲草和大枣加清水2碗煎至1碗，去渣加红糖调匀。食枣饮汤。适合胃阴不足者食用。

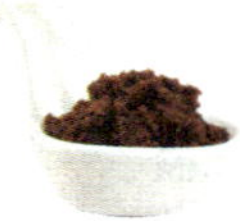

红糖

胃下垂

胃下垂是指站立时，胃大弯超过脐下2横指，延伸到盆腔，而胃小弯弧线最低点到了髂嵴连线以下。天生体型瘦弱、肌肉发育不良者，腹部由紧实变松弛者，常穿紧身马甲或束很紧腰带的人容易患胃下垂。

主要表现

◎通常来说，轻度胃下垂基本没有症状。

◎中度以上者常出现胃肠动力差、消化不良等症状。

◎腹胀及上腹不适。

病因

现代医学认为，胃下垂是由于胃壁及腹部肌肉松弛所致。中医学则认为，胃下垂是由于思虑伤脾、气虚下陷所致。

推荐食材

猪肚、牛肉、鸡肝、草鱼、鲤鱼、胡萝卜、大枣、莲藕、雪里蕻、香菇等。

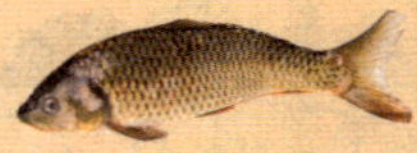

●鲤鱼

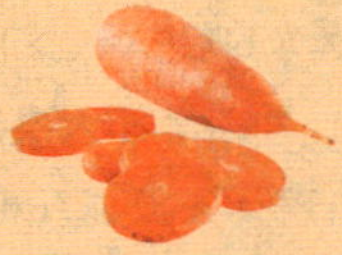

●胡萝卜

不要吃能产气的食物

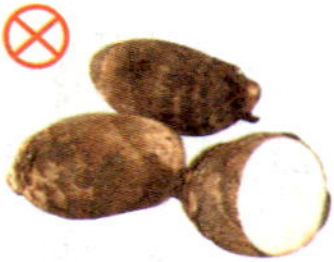
芋头

因为产气食物会使肠管扩张、胀气，加剧胃部的疼痛感比如豆类、芋头、牛奶和糕点等。

要少食多餐

控制好进食量，切忌暴饮暴食，以减少胃部的负担。

饮食要清淡易消化，营养要均衡

日常饮食多吃新鲜蔬果，避免辛辣、油腻、油炸、粗糙、坚硬等刺激性食物，因为它们不易消化，会加重胃肠道的负担。

尽量吃一些细软的食物

平时吃一些细软、易消化的食物，如粥、汤等食物，尽量不吃或少吃生冷、不易消化的食物，这样有利于胃肠的消化吸收，减轻胃肠负担。

护养小常识

胃下垂者在饮食方面要注意不要暴饮暴食，胃下垂一般表现在胃部肌肉松弛，弹性减少，暴饮暴食会增加胃部的负担，使病情加重。

鸡丝粥

材料 大米2杯，鸡胸肉150克。

调料 盐少许。

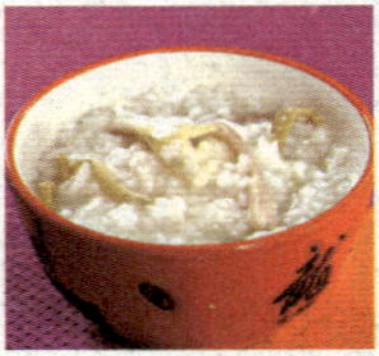

做法 ①鸡胸肉煮熟，待凉、捞出鸡肉，挑去鸡骨，以手撕成细丝，鸡骨放回锅中继续以小火熬成高汤。

②大米洗净，浸泡半小时，捞出，放入锅中加入高汤，大火煮开，改小火熬成白粥。

③白粥煮开，放入鸡丝稍煮，加盐调匀即可。

四神桂圆汤

材料 桂圆肉75克，薏米、芡实、莲子各40克，淮山药块、茯苓各20克。

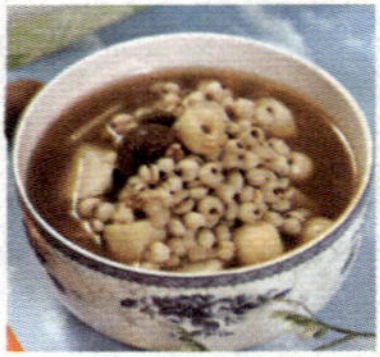

调料 盐少许。

做法 ①将所有材料洗净，捞出沥干水分，备用。

②锅中倒入适量水，加入薏米、芡实、莲子、淮山药块、茯苓煮开，转小火继续煮半小时。

③加入桂圆肉煮至释出甜味，再加盐调味即可。

方1 五倍子外敷

五倍子2克，蓖麻仁10克。上二味药研为细末，捣成泥状。将药泥敷于脐部，每日早、中、晚用热水袋热敷脐部，3～4日换药1次。

方2 猪肚白胡椒汤

猪肚250克，白胡椒15克。将猪肚洗净切片，加水与白胡椒同煮熟即可。分2次食用。

方3 蒸鸡蛋桂圆方

鸡蛋1个，桂圆肉50克。将鸡蛋打入碗内，不要搅散，放入锅中隔水蒸至蛋白凝固、蛋黄未熟时（一般蒸2～3分钟即可），放入洗干净的桂圆肉，再蒸10分钟左右即可。每日1次。此方可以一直服至病愈为止。

方4 芦荟汁

柠檬1个，芦荟、冰、盐各适量。芦荟洗净切段榨汁，柠檬横切两半绞汁。容器内放些冰块，加入少许的盐，再将芦荟汁倒入，搅拌均匀。

肠易激综合征

肠易激综合征，顾名思义，指的是胃肠功能紊乱，肠道受到刺激就会痉挛，从而引起腹痛的一种病，这种病也称胃肠神经官能症，所以也常受情绪影响。此病具有反复发作的特点。

主要表现

◎下腹、左下腹腹痛、腹胀，或有硬肿块。

◎大便不成形，排便较急迫，或有排便不尽感。

◎多是黏液粪便或羊屎便等。

◎明显的精神症状有焦虑、抑郁、失眠等。

病因

感染、饮食所伤、紧张、焦虑、肠道微生态失衡、肠腔扩张、胃肠道动力异常或肠管耐受性较差所致。

推荐食材

莲藕、猪腰、桔梗、党参、香椿、豆腐、海苔、丝瓜、牛肉等。

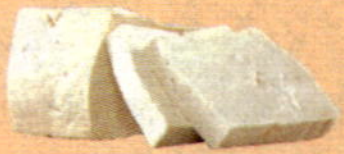

● 豆腐

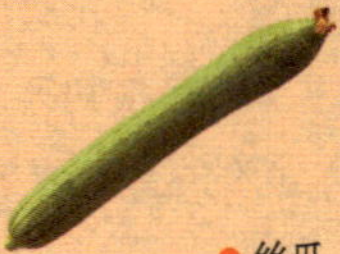

● 丝瓜

少吃肠胃不耐受的食物

尽量少吃肠胃不耐受的食物，比如虾、蟹、花生、牛奶等。

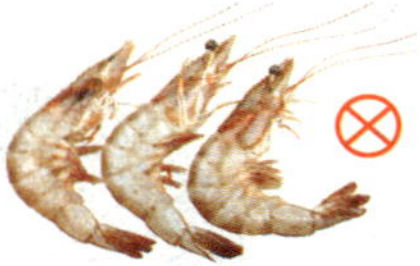

● 虾

对症用药

饮食定时定量，增加膳食纤维的摄入量。

不要饥饱无常。要多喝水。

不要滥用泻药，以防加重对肠道的刺激。

远离烟酒，少吃辛辣、油腻、生冷食物

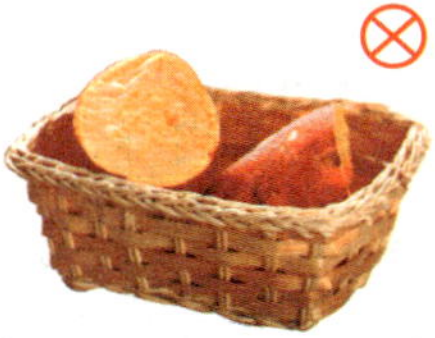

● 红薯

包括烟、酒、咖啡因、高糖食物、高脂肪食物、高产气食物（比如奶制品、豆类、红薯、卷心菜和甘蓝等）；另外，对这些食物不能耐受的人要忌吃。

限制或去除加重腹泻及高产气的食物

咖啡因、酒精、乳制品、高糖食物、高脂食物、易产气食物要慎食。

护养小常识

在进食时要全身心的放松，可以预防和减缓肠易激的现象。

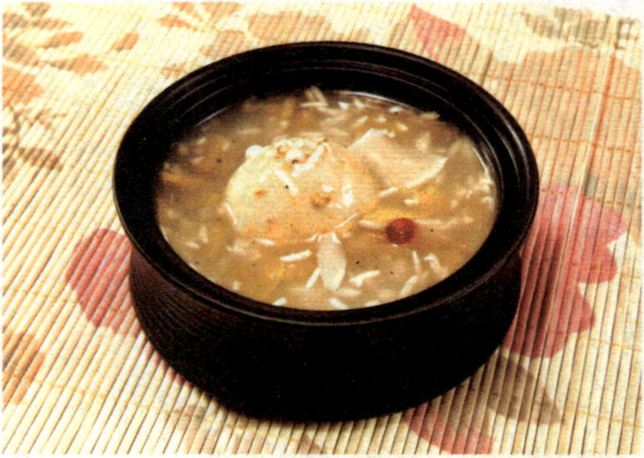

醉八仙

材料 糯米粉150克，薏米50克，苹果片、梨片、菠萝片各40克，百合10克，枸杞子5克。

调料 米酒100克，白糖、水淀粉各适量。

做法 ① 糯米粉加适量清水搓揉成团，并搓成汤圆般大；枸杞子洗净，备用。

② 薏米、百合用水泡发后入笼蒸熟，备用。

③ 锅内加适量清水烧沸，下入糯米汤圆煮熟，再将白糖、薏米、百合、枸杞子、苹果片、梨片、菠萝片、米酒一起下锅，烧沸后用水淀粉勾薄芡即可。

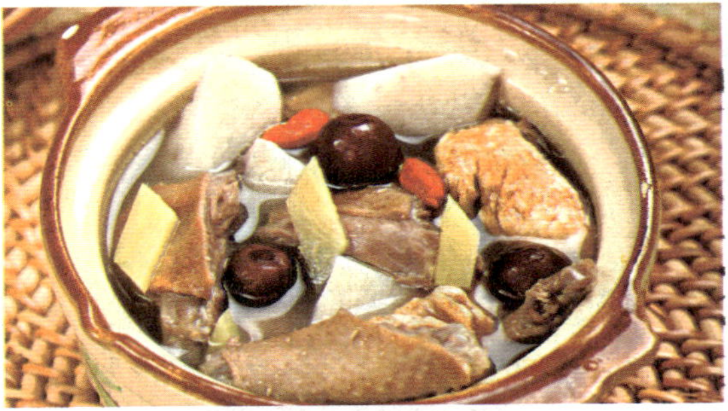

党参淮山炖老鸽

材料 老鸽500克，瘦肉片50克，党参、淮山药块各20克，枸杞子10克，大枣10颗，莲子、姜片各适量。

调料 盐少许。

做法 ① 老鸽处理干净后洗净，斩块，入沸水中汆烫，备用。

② 炖盅里面放入鸽肉块、瘦肉片、党参、淮山药块、枸杞子、大枣、莲子、姜片，加入适量水，隔水炖4个小时。

③ 最后加盐调味即可。

营养分析 党参、淮山药、大枣都有很好的益气补血功效，故该汤很适宜该病患者食用。

方1 大半夏汤

姜半夏15～30克，人参10～15克，白蜜15～50克。加水调匀煎煮。每日1剂，分2次温服。适用于有反胃症状的患者。

方2 大料茴香汤

生大料100克，小茴香适量。将大料和小茴香均捶碎，一起放入锅中加2碗水煎煮，水煎得剩下一半时，即可。每日2次，持续喝1个月。适用于脾胃虚寒患者。

方3 党参汤

党参120克。将党参洗净，入锅中加水煎煮，取药汁。代茶饮。适用于中气不足患者。

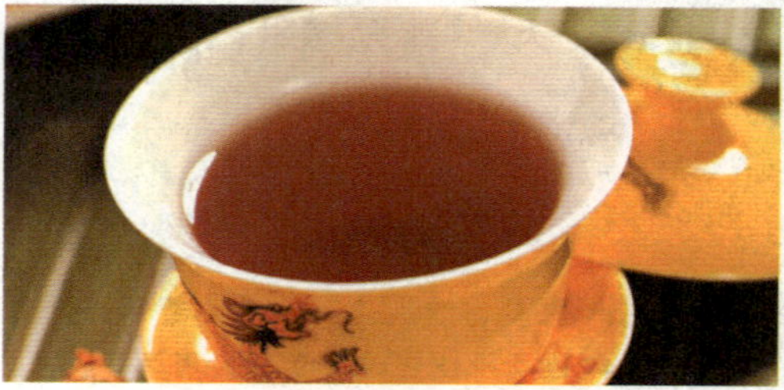

慢性肠炎

慢性肠炎是肠道的慢性炎症性疾病，因为其发病慢，或有反复发作的消化不良、腹痛、腹泻，且病程漫长，故而得名。

主要表现

◎长期间歇性腹胀、腹痛、腹泻。

◎消化不良，情志不畅会加速腹痛。

◎大便不成形，且次数增加，排便后不爽，肛门下坠，严重者会便下黏液或黑便。

病因

多是饮食不卫生，感染细菌、病毒、真菌、原虫等，长期过度疲劳，心情不好、情绪紧张，营养不良，缺乏胃酸，咀嚼有障碍，过敏反应及肠道寄生虫病等所致。

推荐食材

猪肝、鸡翅、菠菜、胡萝卜、蒜苗、芥蓝、羊肚菌、草鱼、乌鸡、猕猴桃、大枣等。

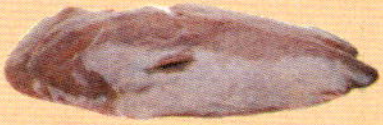

猪肝

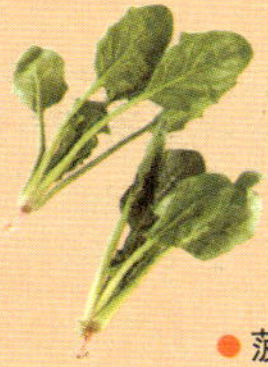

菠菜

多吃容易消化的食物

多吃如米汤、粥汤、挂面、烩面片、嫩菜叶等食物。

注意保持饮食和环境的清洁、卫生

◎避免吃不干净、生冷、霉变的食物。

◎不要喝生水。

◎吃瓜果前要烫洗。

◎养成饭前便后勤洗手的卫生习惯。

发作期和缓解期禁忌

不要吃豆类及豆制品、麦类及易产气的食物，可多吃些石榴、苹果等有润肠止泻作用的食物。

避免吃滑肠、油煎、肥甘厚味、坚硬和刺激性食物

如炸鸡、肥肉、牛奶、咖啡等。

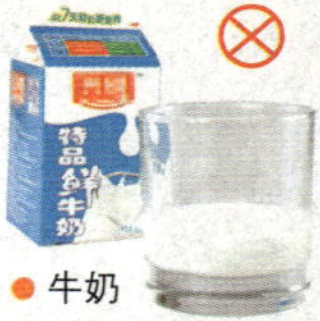

● 牛奶

护养小常识

慢性肠炎患者可能会伴有脱水或者是虚弱现象，故在饮食方面要注意营养的补充，还要多喝水。

党参墨鱼煲

材料 墨鱼丝250克，香菇丝30克，党参片15克，姜片、葱段各适量。

调料 料酒、盐、味精、香油各适量。

做法 ①将墨鱼丝、党参片、香菇丝一同入锅，加入料酒、姜片、葱段、盐，注入足量清水，大火煮沸后改小火煲半小时。

②加味精、香油调味即可。

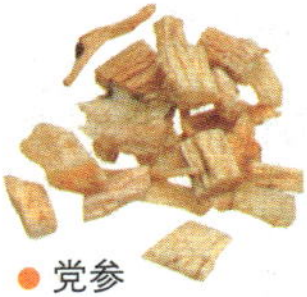

● 党参

海鲜粥

材料 大米1杯，嫩姜2片，虾仁、牡蛎肉、白果各30克，蛋清适量。

调料 盐、干淀粉各少许；柴鱼粉、胡椒粉、香油、高汤、盐各适量。

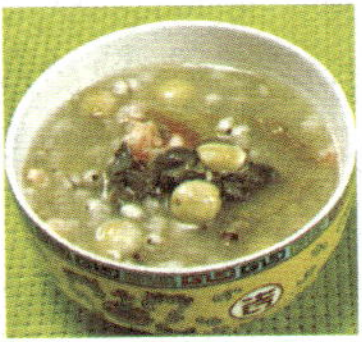

做法 ①大米洗净，加高汤熬成白粥。

②虾仁洗净，加盐、干淀粉拌匀，汆烫，捞出同白果、牡蛎肉放入粥内煮熟，加姜片和柴鱼粉、胡椒粉、香油、盐调匀即可。

方1 石榴叶方

新鲜石榴叶30片（干品15~30克）。水煎服，早晚各1次。消炎止泻，用于肠炎泄泻。

方2 茯苓药茶

茯苓30克，人参、山楂、白术、莲子、淮山药各20克，陈皮、泽泻、甘草各12克。药物加水煎煮去渣取汁。代茶饮用。

方3 车前子水

车前子30克，白糖25克。将车前子洗净，放入铝锅内，加入300毫升水，用大火煮沸后，改用小火煎煮25分钟，去渣取汁后加入白糖调味即可。

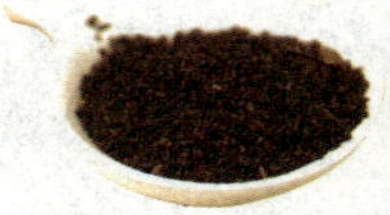

车前子

方4 老姜糖醋酒方

食醋100毫升，黄酒适量，老姜5片，红糖50克。将上述四种同入砂锅中，煮沸趁热吞服。不能饮酒者，酒用少许。适用于慢性肠炎。

急性肠炎

急性肠炎是常见的肠道疾病，多由病毒、细菌所引起，多发于夏、秋两季。一般在进食12～36小时后发病。中医学将其归入“泄泻”的范畴。它与急性胃炎同时发作时，统称为急性胃肠炎。

主要表现

◎恶心，呕吐，发热，全身酸痛。

◎急速腹泻，每日三至十次不等。

◎脐周或下腹部有不同程度的腹痛。

◎严重者可脱水、休克等。

病因

多是饮食不卫生，感染细菌、病毒，暴饮暴食，腹部受凉所致。

推荐食材

胡萝卜、苦瓜、豆苗、芥蓝、泥鳅、鲫鱼、牛肉、猪肉、鸡肉等。

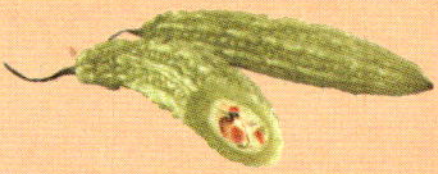

●苦瓜

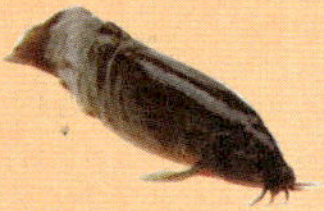

●泥鳅

饮食要有规律

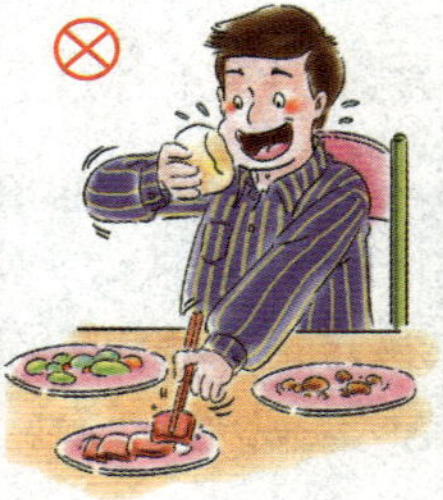

不要饥一顿，饱一顿，热一顿，冷一顿，也不要暴饮暴食，这些不好的饮食习惯会严重削弱胃肠的正常功能。

不要吃不干净的食物

不要吃不干净的食物，未经高温处理的蔬果更是要清洗彻底后再食用。

尤其在外面吃饭，要注意去卫生条件相对好点的饭店或者小吃店。

要多吃有营养、易消化的细软食物

比如米汤、藕粉、杏仁霜等。不要吃生冷食物，要多喝水、淡盐水，因为它们具有抑菌作用。

护养小常识

急性肠炎严重者要得到很好的休息，患病期间不要急于进食，循序渐进地吃一些流食。

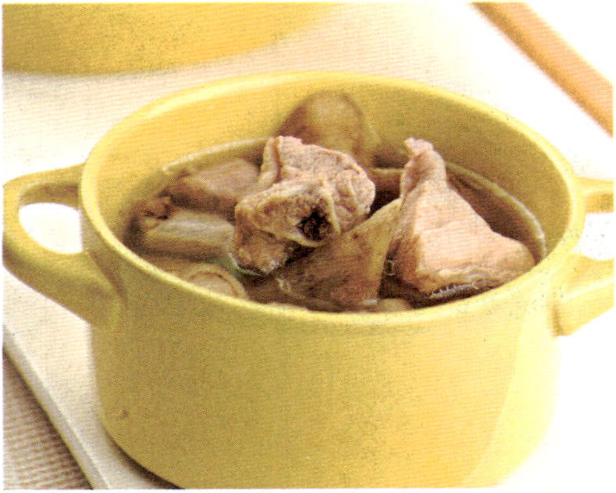

牛蒡排骨汤

材料 牛蒡块250克，排骨块500克，葱段、姜片各少许。

调料 米醋、盐、味精各适量。

做法 ①排骨块入沸水中汆烫后捞出，冲净，备用。

②砂锅中放入清水、排骨块、牛蒡块，用大火烧开，放入葱段、姜片、米醋，改用中火慢炖至排骨烂。

③转成小火，煮10分钟，离火前加入盐、味精调味即可。

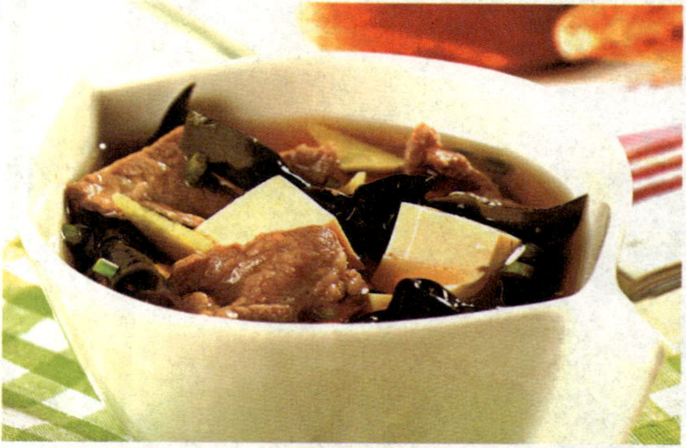

海带豆腐羊肉汤

材料 嫩豆腐200克，羊肉60克，海带结6个，葱末5克，姜片适量。

调料 盐、鸡精、生抽、玉米淀粉各适量。

做法 ① 嫩豆腐切块；羊肉洗净，切薄片；海带结洗净，沥干水分备用。

② 羊肉片用生抽腌渍10分钟左右，然后加入玉米淀粉抓拌均匀。

③ 将豆腐块、海带结、羊肉片、姜片放入锅中，加入适量清水，大火烧开后转小火煮至材料熟透，放入盐、鸡精调味。

④ 撒上葱末即可。

方1 石榴皮糖水

蜜糖300克，鲜石榴皮100克。用适量水煮石榴皮，至黏稠时加入蜜糖煮沸即可。每次1勺，开水冲服。

方2 蒜泥米醋

蒜、米醋各适量。蒜捣烂，用米醋浸泡，慢慢咽下即可，可随时食用。

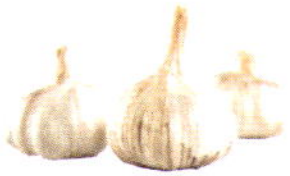

● 蒜

方3 姜茶叶水

姜50克，茶叶100克。将姜与茶叶焙干，研为细末，加适量开水冲服。每次3克，每日3次。

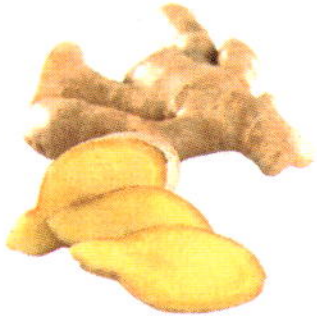

● 姜

方4 鱼腥草方

新鲜鱼腥草120克。用冷开水洗净，捣汁，以温开水送服，4小时后见效，每6小时服1剂，连服3剂。清热解毒，用于治疗急性肠炎引起的腹泻。

溃疡性结肠炎

溃疡性结肠炎又称慢性非特异性溃疡性结肠炎，是一种直肠和结肠慢性炎性疾病，多见于20—40岁人群。此病具有起病慢、反复发作的特点，可延续数年，甚至十余年。

主要表现

◎轻型每日腹泻三到五次。

◎重型腹泻十余次，黏液血便，发热，脉速。

◎暴发型发病急剧，全身中毒症状明显，水样泻每日多达30次，便血较多，脱水，消瘦，发生急性肠穿孔等。

病因

饮食不当、疲劳过度、情绪变化、遗传、过敏、自身免疫功能异常、细菌感染等所致。

推荐食材

生菜、胡萝卜、西蓝花、芥蓝、圆白菜、牛尾、猪小排、羊肚、草鱼、鳕鱼、泥鳅等。

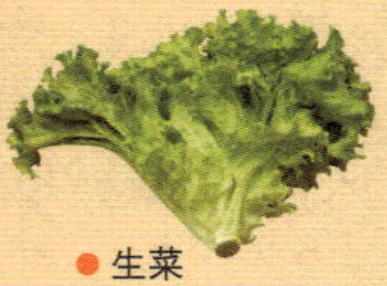
生菜

补充营养且容易消化的食物

腹痛、腹泻、发热，都会引起体重下降，因此，要多吃些有营养的食物。

少吃辛辣、高纤维等不能耐受的食物

比如鱼、虾、蟹、牛奶、咖啡因及生冷、冰冻食品等不宜多食，严重腹泻者要尤其限制。

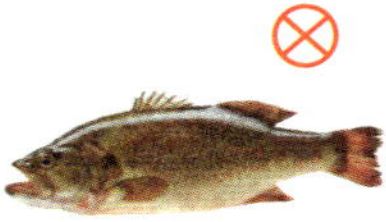

● 鲈鱼

多吃清淡的软食

尽量坚持3个月以上进食软食，才能对护养此病有明显的效果。另外，每日建议蛋白质摄入量应为120克左右。

少吃多餐

可以少吃多餐，从而促进肠黏膜的愈合。

护养小常识

保持平和、开朗的心态，让自己的精神处于放松的状态，减少过敏食物及损伤肠道药物的摄入，保持较长的维持治疗，避免感染疾病发生，减少复发。

茯苓薏米粥

材料 茯苓20克，芡实、薏米各10克，大米60克，枸杞子少许。

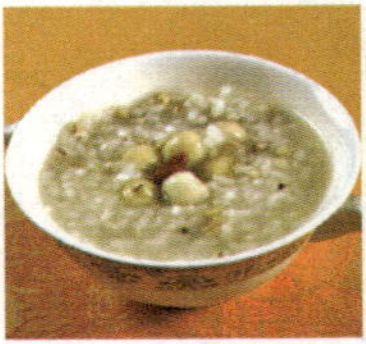

调料 蜂蜜适量。

做法 ① 茯苓洗净泡发；芡实、薏米用清水浸泡半小时。

② 大米淘洗干净；枸杞子洗净，泡软。

③ 将茯苓、芡实、薏米、枸杞子放入锅中，加入大米以及适量的水，熬煮成粥。加蜂蜜调味即可。

福圆粥

材料 糯米150克，桂圆肉50克，大枣30克。

调料 白糖适量。

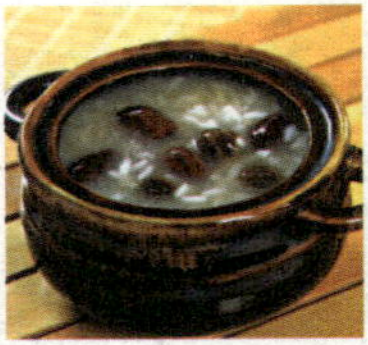

做法 ① 糯米淘洗干净，放入水中浸泡约半小时，捞出，备用。

② 大枣放入水中浸泡至软，然后放入锅中，再放入糯米及适量水，以大火煮开，再改为小火熬成粥。

③ 然后加入桂圆肉煮熟，加入白糖调匀即可。

方1 紫苋菜粥

紫苋菜150克，大米50克。紫苋菜洗净，切碎，加适量水煮，滤渣取汁；然后用此汁煮大米，熬粥即可。可以做早餐常服。

方2 金银花水

金银花30克，红糖适量。金银花、红糖用开水冲泡，代茶饮。

方3 石榴皮水

石榴皮2个，红糖适量。石榴皮、红糖用开水冲泡，代茶饮。

方4 金银花粟壳水

粟壳、金银花各10克。所有材料放在新瓦上，用小火烘焙，然后研末。用温水冲服。

方5 珍珠母粉

生珍珠母（或珍珠贝壳）适量。生珍珠母或珍珠贝壳的内层，研细末。每次2.5克，每日2次，饭后半小时左右吞服，5周为1个疗程。

食管癌

食管癌多发于下咽部到食管和胃结合部之间的食管上皮间。属中医学“噎膈”范畴。因其无明显的早期症状，很容易被忽视，所以，我们应提高警惕。

主要表现

◎早期吃东西时，咽喉部有异物感或者停滞感，胸骨后或者心窝处有针刺痛或者烧灼的痛感或不适。

◎进展期上腹痛、呕吐、体重减轻。

◎后期食物反流，吞咽困难，营养不良，消瘦，癌转移引起的压迫症状等。

病因

长期不良的生活方式和饮食习惯，比如暴饮暴食、酗酒、疲劳过度；各种食管炎症；食管息肉与乳头状瘤等所致。

推荐食材

菠菜、莲藕、蘑菇、圆白菜、地衣、带鱼、鲶鱼、牛尾、羊肾、鸡肝、海蜇皮、薏米等。

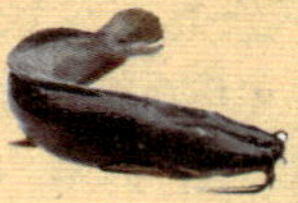

● 鲶鱼

应多吃些高蛋白、高糖、低脂肪的食物

如奶类、蛋类、豆类等食物，这样才能补充身体所缺乏的营养，而不至于消瘦。

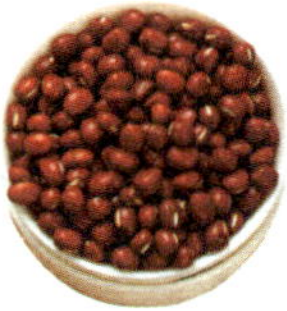
红豆

禁吃辛辣、燥烈、过硬、过热的食物

因为它们会刺激消化道，加重病情的发展。此外，也不要暴饮暴食，对胃肠道极其不利。

要多吃些容易消化的清淡滋润食物

胃广义上也包括食管，都喜润恶燥，所以，吃些滋润的食物，能滋养胃阴，防止津枯液少。所以，腥膻食物会损耗津液，应禁食。

避免吃冷的食物

食道癌可能会导致食道变窄，如果吃凉的东西会刺激食道，导致痉挛，对于食道癌患者是伤害很大的。

护养小常识

注意日常生活中的清洁，讲究卫生，不吃发酵霉变食物，去除不良的饮食嗜好和习惯，在一定程度上可以抑制食道癌的发生。

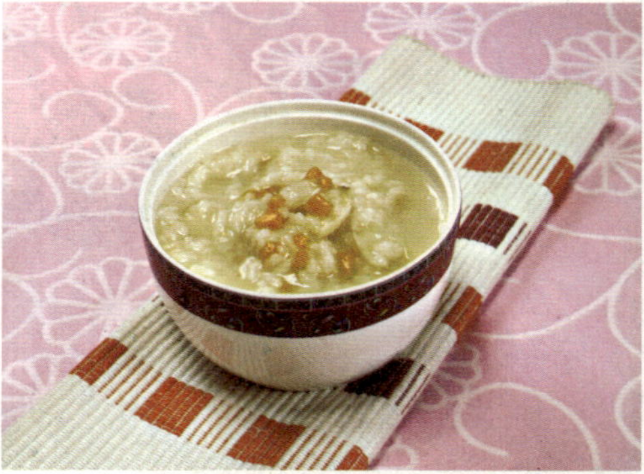

南瓜百合粥

材料 鲜百合10克，大米、糯米、南瓜各50克。

调料 盐少许。

做法 ① 南瓜去皮去瓤，切成小丁；大米、糯米淘洗干净；鲜百合剥去外皮，褐色部分去掉，清洗干净备用。

② 锅中加入适量清水煮沸，放入淘洗干净的大米、糯米，大火煮10分钟左右，再放入南瓜丁、鲜百合煮 20分钟，至米熟，加盐调味即可。

营养分析 百合可以滋阴润燥，南瓜可以润肠去毒。

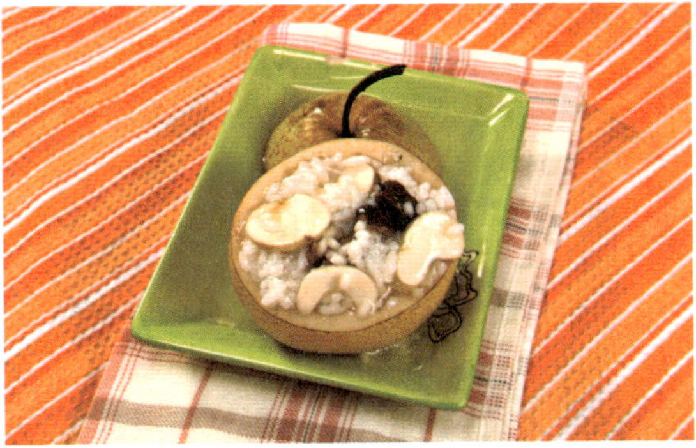

川贝雪梨

材料 雪梨3个，糯米30克，川贝母9克，大枣适量。

调料 冰糖适量。

做法 ① 将糯米用清水洗净，用清水泡好，捞出，沥干水分；大枣用清水泡发后，切成块。

② 雪梨削皮，在1/3处切下梨蒂作盖，用小勺挖去梨核，作蒸碗，备用。

③ 将糯米、大枣块、冰糖拌匀，装入梨内，再放入川贝母，盖上梨盖，放入蒸碗，用湿绵纸封住碗口，用蒸锅蒸1小时后取出。

④ 将蒸梨的原汁倒入锅中，加少许清水，放入冰糖熬化收稠，浇淋在梨上即可。

方1 韭菜牛奶汁

韭菜500克，牛奶250克，白糖30克。将韭菜洗净，切碎，用纱布绞出汁液，与牛奶拌匀，放入锅内煮沸，加白糖即可。每日1次，早晨服用。

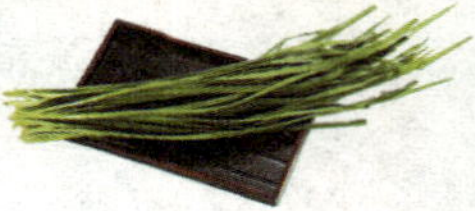

● 韭菜

方2 菊花鸡蛋藕汁

菊花5克，鸡蛋1个，藕汁适量，陈醋少许。鸡蛋在碗中打散，倒入藕汁、陈醋，放入菊花，搅拌均匀后隔水蒸熟即可。每日1次。

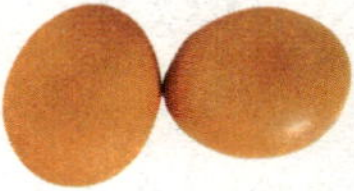

● 鸡蛋

方3 紫苏醋水

紫苏30克，醋适量。将紫苏研末，加适量水煮，过滤取汁；在紫苏汁中，加入等量醋，再煮沸即可。每次1.5克，每日3次。

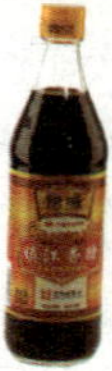

● 醋

大肠癌

大肠癌是常见的消化道恶性肿瘤，包括结肠癌和直肠癌等，其发病率仅次于胃癌和肝癌。

主要表现

◎腹部疼痛，有肿块。

◎便血、脓血便。

◎排便习惯改变，比如大便次数增多、大便变稀，便秘、腹泻。

◎晚期则消瘦、贫血、排便受阻、肝大、腹水、腹内多有脓肿，甚至恶病质等。

病因

遗传、饮食不当、情志不畅和不良生活方式是癌症的祸根；溃疡性结肠炎多年不愈；结肠内有多个息肉等。

推荐食材

芦笋、刀豆、扁豆、山药、核桃、薏米、慈姑、无花果、胡萝卜、丝瓜、冬瓜、油菜、鹌鹑、猪腰、泥鳅、苦瓜、南瓜等。

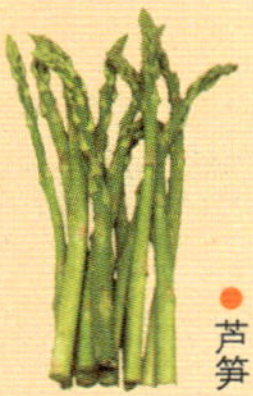

芦笋

少吃油腻、熏制的食物

因为它们不容易消化，还容易耗损津液，从而造成胃阴不足。

禁吃辛辣刺激、不卫生的食物

发霉、隔夜饭菜、腌渍食品要禁吃。一定要戒烟酒。

多吃容易消化、清淡的滋补食物

它们容易被人体吸收，还富于营养；也可以吃些滋补药膳。但是，一定要避免暴饮暴食。

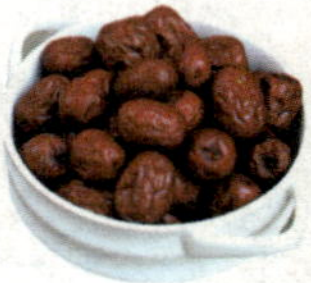

● 大枣

手术前后要注意补养多吃些气血双补的食物，比如当归、大枣、人参、山药、猪蹄、老母鸡、猪腰、牛肉、枸杞子等。

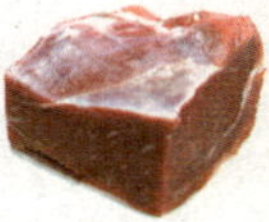

● 牛肉

护养小常识

腹型肥胖是造成大肠癌的危险因素，适量的体力活动可以促进结肠蠕动，有利于粪便排出，从而达到预防大肠癌的作用。

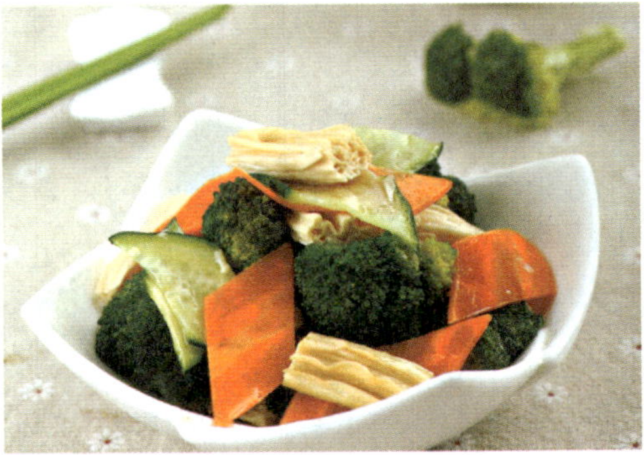

腐竹炒西蓝花

材料 西蓝花300克，腐竹、黄瓜、胡萝卜各150克。

调料 盐适量，鸡精少许。

做法 ①西蓝花洗净，掰成小朵；腐竹泡发洗净，切段；黄瓜洗净，切片；胡萝卜去皮洗净，切片。

②锅内倒适量水烧沸，放入西蓝花汆烫片刻，捞出沥干备用。

③锅内倒油烧热，下入西蓝花、腐竹段、黄瓜片、胡萝卜片翻炒片刻，加盐、鸡精炒匀，待熟后装盘即可。

胃癌

胃癌是常见的恶性肿瘤之一，在我国，其发病率居各类肿瘤的首位。早期胃癌患者70%以上无明显症状，随着病情的发展，可逐渐出现非特异性的、类似于胃炎或胃溃疡的症状。

主要表现

◎上腹部有饱胀不适感，或隐隐作痛，或有肿块。

◎反酸、嗳气、恶心，偶有呕吐。

◎食欲减退、消化不良、消瘦、缺铁性贫血、黑便等。

病因

多由幽门螺杆菌感染、饮食习惯不良、长期吸烟酗酒、长期心情不好、从事某些特殊职业、遗传或者胃本身的慢性病变所致。

推荐食材

油菜、黑木耳、胡萝卜、南瓜、圆白菜、白菜、蒜苗、鲤鱼、带鱼、鸭肝、燕麦、羊肉、大枣、香菇、百合、苦瓜、人参、党参、黄芪、当归、桂圆、银耳等。

应多吃酸类、甜类食物

因为它们能促进消化，还可止痛，比如山楂汁、酸梅汤、姜糖水、萝卜汁等。

避免高盐、辛辣刺激、油腻厚味、热汤、不卫生的食物，应戒烟戒酒

比如腌渍、熏制食品、隔夜饭菜、烧烤的各种动物肉、霉变食物等。

多吃些能降逆止呕的清淡食物

比如藕粉、玉米糊、山楂糕等。

手术后可吃些补气血的食物和中药

手术后的身体会很虚弱，适当地食用益气补血的食物可以使身体得到很好的恢复。

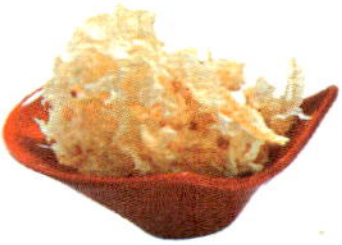

● 银耳

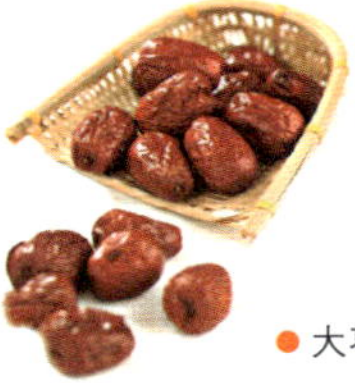

● 大枣

护养小常识

正常的饮食中，尽量将一天的盐的用量控制在6克以内，这样吃起来才更健康。

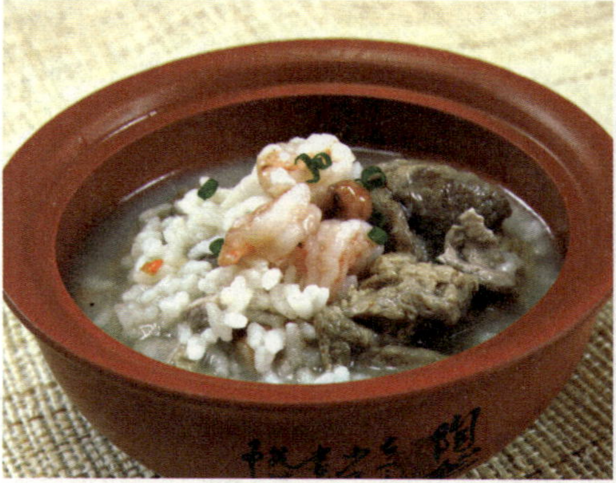

牛肉虾球粥

材料 大米200克，虾仁、牛里脊肉片各150克，蛋清适量，葱末、花生仁各少许。

调料 米酒、酱油、干淀粉各适量；盐、胡椒粉各少量；高汤适量。

做法 ① 大米、花生仁入锅中加高汤，熬成白粥；牛里脊肉片加米酒、酱油、干淀粉腌10分钟；虾仁去虾线，加盐、干淀粉及蛋清腌10分钟。

② 白粥煮开，放牛肉片及虾仁煮熟，加入盐、胡椒粉调匀，撒上葱末即可。